Dr. Dr. Michael Despeghel

Feelgood-Coach

Abnehmen mit Erfolgs- und Wohlfühl-garantie

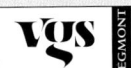

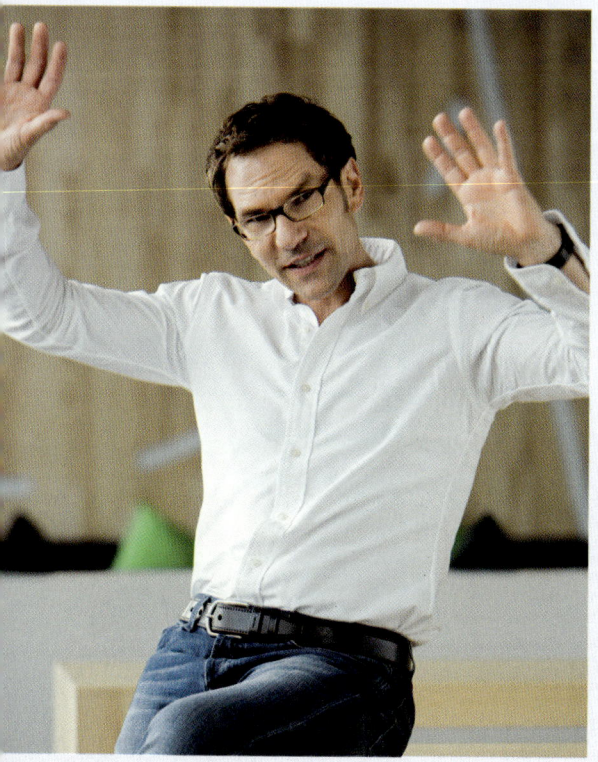

Liebe Leserinnen und Leser,

das ist das Gefühl, das Sie haben werden, wenn Sie dieses Buch gelesen und das Feelgood-Coach-Programm für sich entdeckt haben. Sie meinen, das ist nicht möglich? Das Feelgood-Coach-Team sagt: Doch das ist es. Tausende Teilnehmer belegen den Erfolg des Lifestyle-Coachings. Und fast alle hatten zuvor mit denselben Problemen zu kämpfen wie Sie: unzählige Diäten, die zu nichts führten, und jede Menge Versuche, die Lebensumstände radikal zu verändern, die jedoch allesamt nicht alltagstauglich waren und bald wieder abgebrochen wurden. Wenn Ihnen das bekannt vorkommt, können Sie sicher sein: Mit Ihren guten Vorsätzen und der weniger guten Umsetzung stehen Sie nicht alleine da.

Das Bedürfnis vieler Menschen, schlanker und fitter zu werden, war noch nie so verbreitet wie heute. Und das nicht unbedingt allein aus dem Grund, etwas für die Gesundheit tun zu wollen – die meisten Menschen wollen sich in erster Linie einfach nur besser fühlen und besser aussehen. Sie wollen sich wohlfühlen in ihrer Haut, um ihr Leben wieder in vollen Zügen genießen und den Alltag und das Berufsleben besser meistern zu können. Diesem deutlich spürbaren Trend entsprechen auch die Unmengen von angebotenen Ernährungsratgebern, Diäten, fett- und zuckerreduzierten Lebensmitteln. Trotzdem nimmt die Zahl der Übergewichtigen leider mit jedem Jahr zu. Mehr als die Hälfte der Deutschen sind zu dick und fühlen sich nicht wohl.

Das größte Problem all der Diäten und Ratgeber besteht darin, dass sie nicht alltagstauglich sind, dass sie nicht individuell auf die Betroffenen und Ihre Lebensumstände zugeschnitten sind und dass es für die Umstellung der Ernährungs- und Bewegungsgewohnheiten kaum eine nennenswerte Begleitung gibt. Dieses Buch und das dahinter stehende Feel-

„Ich fühle mich super! Endlich habe ich es geschafft, die leidigen Kilos loszuwerden. Und dabei hatte ich nicht einmal das Gefühl, mich einschränken zu müssen! Ich kann wieder die Klamotten tragen, die ich will, sehe viel besser aus und fühle mich so gut wie seit zehn Jahren nicht mehr!"

good-Coach-Konzept sind anders. Bei diesem Konzept handelt es sich um das weltweit erste interaktiv gestützte und wissenschaftlich fundierte Personal-Coaching-System für einen nachhaltig gesunden Lebensstil. Es beinhaltet sowohl ein Coaching für Ernährung und Bewegung als auch für den Umgang mit Stress. Durch einen einzigartigen Check-up werden in einem ersten Schritt die individuellen Probleme in der Lebensführung exakt analysiert, um eine Strategie entwickeln zu können, wie sich diese am wirksamsten und schnellsten beseitigen lassen. Bei dem anschließenden Coaching erhält der Teilnehmer ein maßgeschneidertes und individuelles Ernährungs-, Trainings- und Übungsprogramm, das die Figur- und Fitnessdefizite schnell und nachhaltig beseitigt. Das Coaching erfolgt somit individuell und ist exakt zugeschnitten auf die persönlichen Bedürfnisse der Teilnehmer. Darüber hinaus passt es sich dynamisch an aktuelle Veränderungen an. Auf diese Weise lässt sich das Programm leicht in den Alltag integrieren – auch von Menschen mit wenig Zeit. Die Wirksamkeit ist durch zehn unabhängige Studien belegt und beruht auf modernsten ernährungs-, sportwissenschaftlichen und medizinischen Erkenntnissen.

Dieses Buch stellt Ihnen die Vorteile dieses Feelgood-Coach-Konzeptes vor. Es handelt sich dabei um ein alltagstaugliches, flexibles und individuelles Programm – die Bedingung für einen nachhaltigen Erfolg. Als besonderes Extra können Sie sich mit dem in diesem Buch enthaltenen Code im Internet-Portal www.feelgoodcoach.de einloggen und haben dort die Möglichkeit an einem umfangreichen Check-up mit individueller Auswertung teilzunehmen, sowie sich im Forum mit Gleichgesinnten auszutauschen. Außerdem liefert Ihnen dieses Buch wichtiges Grundlagenwissen und die neusten wissenschaftlichen Erkenntnisse rund um die Themen Ernährung und Bewegung. Im Internetportal erhalten Sie zudem Unterstützung durch namhafte Experten aus den Fachbereichen Sport, Ernährung, Psychologie und Medizin, Motivation durch Tipps und Erfolgsgeschichten von Menschen, die mit unserem Konzept in ein neues und besseres Leben gestartet sind, und zu guter Letzt viele Rezepte und Ideen, die Ihnen die angestrebte Verhaltensänderung schmackhaft machen werden. Mit diesem Buch erwerben Sie also alle Voraussetzungen, die Sie für einen Start in ein neues Leben brauchen.

Mit dem Feelgood-Coach-Programm haben Sie einen flexiblen Partner an Ihrer Seite, der auf Ihre ganz persönlichen Vorlieben, Lebensumstände und Motivationsschwankungen eingeht. Auf diese Weise wird Ihnen die Umstellung Ihrer Lebensgewohnheiten leicht fallen. Probieren Sie es aus! Lassen Sie sich überzeugen!

Viel Erfolg wünscht Ihnen dabei
Ihr Feelgood-Coach
Dr. Dr. Michael Despeghel

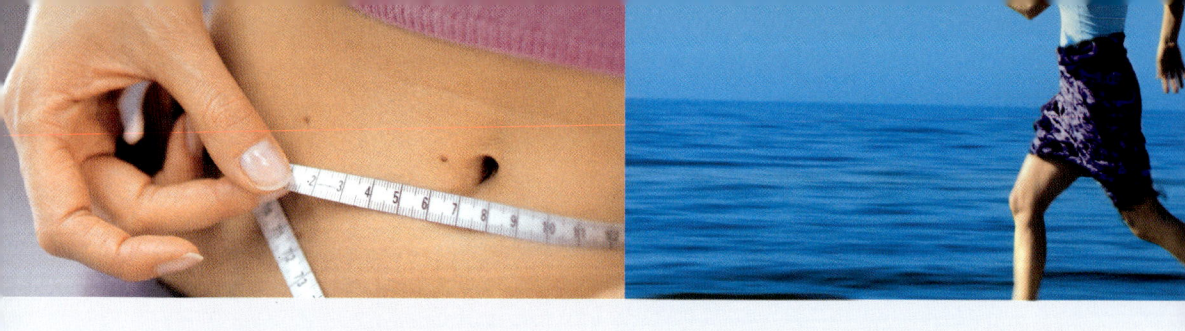

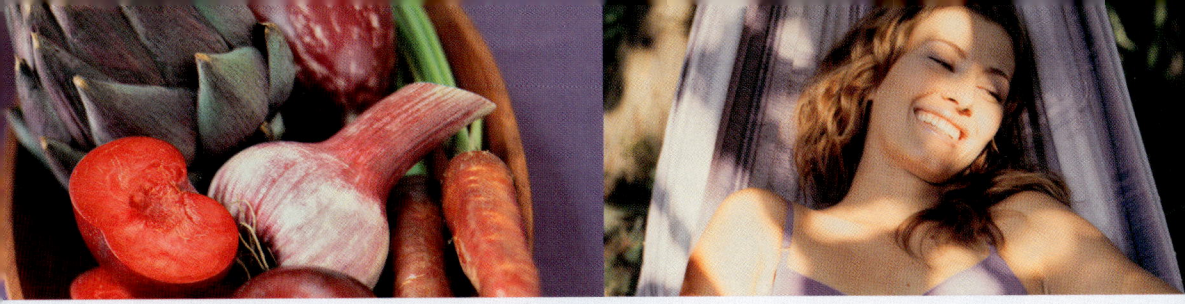

Feelgood-Coach-Analyse

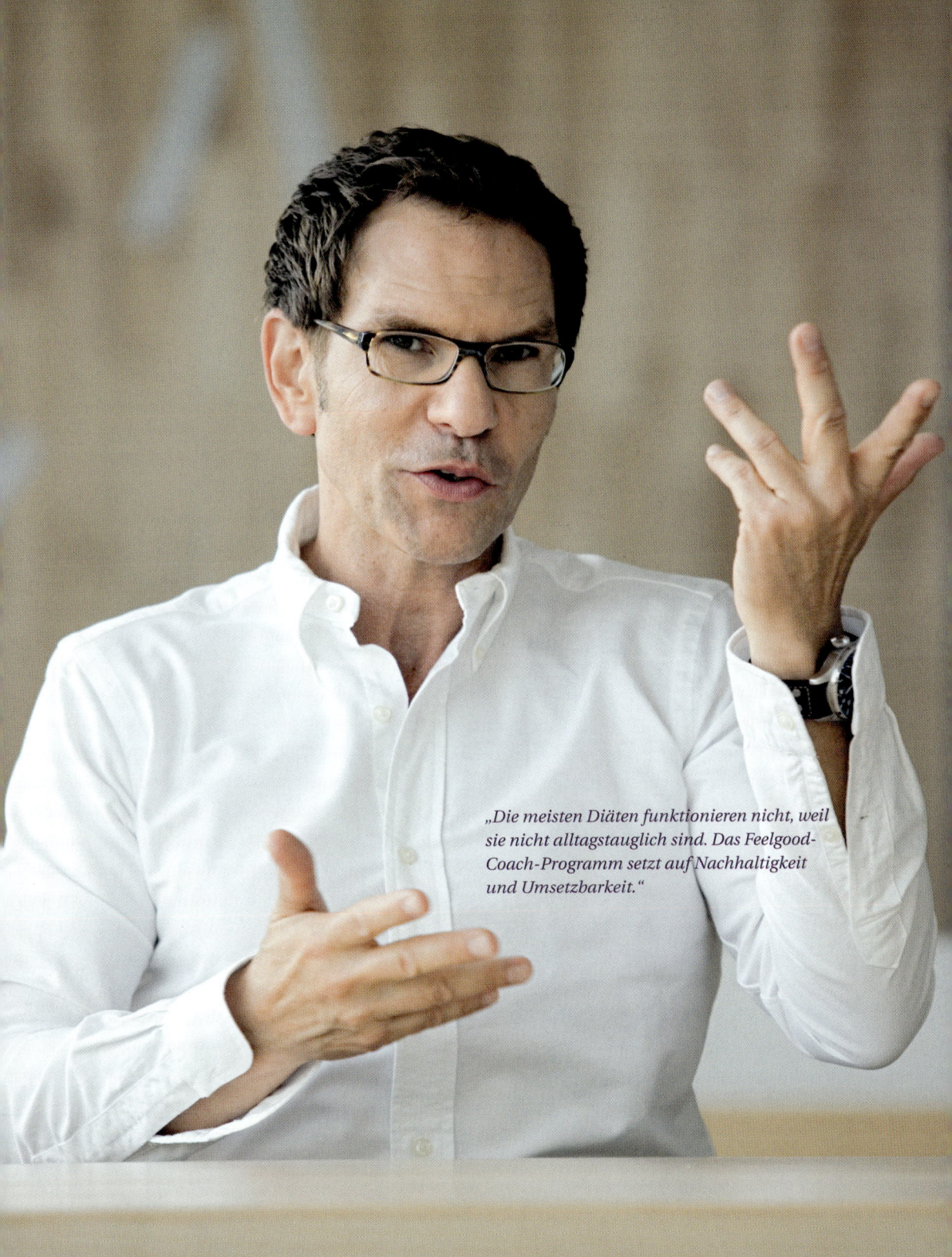

„Die meisten Diäten funktionieren nicht, weil sie nicht alltagstauglich sind. Das Feelgood-Coach-Programm setzt auf Nachhaltigkeit und Umsetzbarkeit."

Ungesunder Alltag

Stress und Hektik im Alltag nehmen permanent zu. Viele Menschen müssen jeden Tag eine lange Liste von Erledigungen und Aufgaben abarbeiten. Und haben deshalb kaum noch Zeit, selbst zu kochen oder Sport zu treiben. Das Ergebnis? Ungesunde Ernährung und mangelnde Bewegung sind zum Regelfall geworden. Die Folgen sind Übergewicht, Unzufriedenheit, Frustration und Trägheit. Nachvollziehbar, dass irgendwann der Wunsch aufkeimt, diese Lebensumstände zu ändern und das eigene Leben komplett umzukrempeln. In Eigendiagnose verordnen die Betroffenen sich dann radikale Diäten, oft gepaart mit einem ungesunden Übereifer im Fitnessstudio – Verhaltensänderungen, die in der Regel von nicht allzu langer Dauer sind.Zudem führen die extremen Belastungen nicht selten zu ernsten gesundheitlichen Problemen.

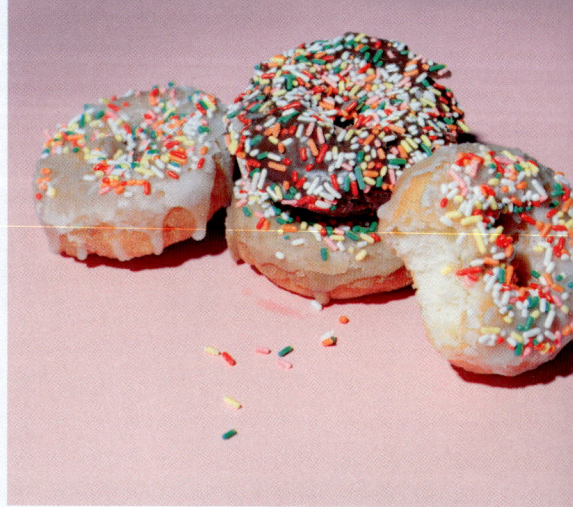

Alle extremen Verhaltensänderungen haben jedoch eines gemein: Das anfängliche Gefühl der Entschlossenheit weicht alsbald dem der Überforderung. Die selbst auferlegte Askese ist nicht alltagstauglich; genuss- und sinnenfeindlich ist sie obendrein. Und so rücken die Ziele in unerreichbare Ferne und werden verworfen, alte Verhaltensmuster werden wieder aufgenommen – man resigniert.

Das Ergebnis: Nach Angaben des Bundesverbraucherministeriums ist in Deutschland mittlerweile jeder zweite zu dick. Tendenz steigend.

Die Gründe für Hüftgold und Bauchröllchen sind schnell auf den Punkt gebracht:

Wir bewegen uns zu wenig, und wir ernähren uns falsch. Diese Erkenntnisse sind gar nicht neu. Dass sie jedoch bisher, zumindest statistisch, keinen wirklich messbaren Erfolg gezeitigt haben, liegt an der fehlenden Betreuung und der mangelnden Alltagstauglichkeit der angebotenen Konzepte und Mittel.

Genau an dieser Nahtstelle zur Alltagstauglichkeit setzt das Feelgood-Coach-Programm an. In verschiedenen Studien an der Sporthochschule Köln konnte gezeigt werden, dass durch die schrittweise Umsetzung einfacher Ernährungsziele über einen Zeitraum von sechs Wochen tatsächlich ein ganz neues Essverhalten erlernt werden kann. Ähnlich funktioniert es mit der Bewegungsumstellung. In Kapitel zwei erfahren Sie mehr über unser Programm und über die wöchentlichen Zielvorgaben zur Bewegungs- und Ernährungsumstellung. Dabei ist jedes Ziel ohne größere Anstrengung erreichbar und bringt die ungeliebten

fallbeispiel:

Bikinifigur

Jedes Jahr der gleiche Ärger. Um im Sommer mit meiner Wunschfigur auftreten zu können, mussten im Frühjahr jeweils 5–6 Kilo runter. Unter größten Qualen ist es mir jedes Jahr von Neuem gelungen, die über den Winter angefressenen Speckröllchen loszuwerden. Allerdings war der Aufwand enorm, und auch gesundheitlich habe ich die extremen Hungerkuren gemerkt. Seit dem Feelgood-Coach halte ich konstant und ohne Aufwand mein Gewicht. Durch das Bodyforming und den Sport, den ich nun betreibe, ist mein Körper sogar deutlich straffer geworden. Ich fühle mich pudelwohl und strotze vor Freude und Selbstwertgefühl.

Kerstin ···⫶

Alter: 27 // Größe: 1,71 m
Gewicht vorher: 56 kg
Gewicht nachher: 51 kg
Gewichtsreduktion: **5 kg in 12 Wochen**

Fettpolster langsam, aber sicher zum Schwinden. So bleiben Sie motiviert und schaffen es selbst unter normalen Alltagsbedingungen, am Ball zu bleiben. Sie gewinnen Lebensqualität und wissen nach wenigen Wochen, was Sie wirklich brauchen, um dauerhaft schlank und gesund zu bleiben.

Jetzt kommt's dick

Doch wie ist es überhaupt dazu gekommen, dass heutzutage so viele Menschen übergewichtig sind? Ab wann spricht man eigentlich von einem Übergewicht? Im Folgenden werden Ihnen die wissenschaftlich anerkannte Definition für Übergewicht, die wichtigsten Gründe für das Entstehen von Übergewicht und die beste Methode vorgestellt, um festzustellen, ob Ihre Gesundheit bereits gefährdet ist.

Der Bauchumfang

Ab wann wir zu dick, übergewichtig oder gar fettleibig sind, können wir an unserem persönlichen Empfinden nicht unbedingt festmachen – schließlich gibt es viele Übergewichtige, die von sich behaupten, mit sich selbst und mit ihrem äußeren Erscheinungsbild rundum zufrieden zu sein. Auf der anderen Seite gibt es viele Dünne, die sich gleichwohl viel zu dick finden.

Für die Gesundheit ist zudem neben einem etwaigen Übergewicht und der Frage, ob man dieses als unangenehm empfindet oder nicht, ein weiterer Faktor von ausschlaggebender Bedeutung: die spezifische Fettverteilung. Die aber ist leicht festzustellen: mit einem einfachen Maßband. Das Messen des Bauchumfangs mit einem Maßband gibt Auskunft darüber, wie das Körperfett in dieser Region verteilt ist und ob die eigene Gesundheit tatsächlich gefährdet ist.

Bauchfett ist nämlich viel mehr als nur ein kosmetisches Problem. Überschreitet es das gesunde Maß, lagert es sich um die inneren Organe herum ab. Dieses Fett ist ein hochaktiver Stoff, der unser Hormonsystem ungünstig beeinflusst, Entzündungsprozesse im Körper verstärkt und mit schweren Krankheiten in Verbindung gebracht wird.

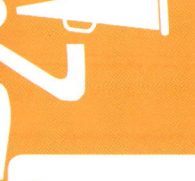

* **Je umfangreicher die Taille ist, desto höher ist das Gesundheitsrisiko.**

* **Unabhängig von der Größe sollte bei Männern der Bauchumfang nicht mehr als 94 Zentimeter betragen, der von Frauen nicht mehr als 80 Zentimeter.**

* **Jeder Zentimeter mehr birgt gesundheitliche Risiken. Als hoch gefährdet für Folgeerkrankungen gelten Männer mit einem Bauchumfang über 106 Zentimeter und Frauen mit einem Bauchumfang über 94 Zentimeter.**

Im weiteren Verlauf dieses Kapitels werden Sie immer wieder zum Thema Bauchfett Informationen erhalten. An dieser Stelle sollten Sie einfach nur zum Maßband greifen: Stellen Sie sich aufrecht und mit nacktem Oberkörper hin und legen Sie das Maßband zwischen dem unteren Rippenbogen und dem Beckenkamm an der dicksten Stelle des Bauches an. Atmen Sie leicht aus und lesen Sie den Umfang ab. Frauen mit einem regelmäßigen Menstruationszyklus sollten am besten in der ersten Zyklushälfte messen.

Der BMI

Neben dem Bauchumfang ist auch der sogenannte BMI für eine persönliche Bestandsaufnahme von ausschlaggebender Bedeutung. Während der Bauchumfang Auskunft darüber gibt, ob oder wie stark unsere Gesundheit gefährdet ist, gibt der BMI Auskunft darüber, ob wir unter-, normal- oder übergewichtig sind. Während noch bis vor einigen Jahren für die Ermittlung des Normalgewichts die Formel „Körpergröße in Zentimeter minus 100" lautete (zur Ermittlung des Idealgewichts, zog man von dem ermittelten Wert noch einmal zehn Prozent ab), hat man sich mittlerweile auf den Body-Mass-Index, kurz BMI, als gängige Größe zur Beurteilung des Körpergewichts geeinigt.

Die Formel zur Berechnung des BMI lautet:

BMI = Körpergewicht (in Kilogramm) geteilt durch Körpergröße (in Meter) zum Quadrat.

Beispiel:
Das Gewicht beträgt 83 kg, die Körpergröße beträgt 1,68 m

83 : 1,68 : 1,68 = 29,4 BMI

In diesem Fall würde der BMI 29,4 betragen. Die betreffende Person wäre damit bereits übergewichtig, und zwar im Grenzbereich zur Fettleibigkeit. Die folgende Tabelle gibt Auskunft darüber, welche Bedeutung der BMI für die Beurteilung des Körpergewichts hat.

BMI Übersicht

	BMI Frauen	BMI Männer
Untergewicht	unter 19	unter 20
Normalgewicht	19–24	20–25
Übergewicht	24–30	26–30
Adipositas	30–40	30–40
Massive Adipositas	über 40	über 40

Allerdings ist der BMI nur ein Richtwert. Zum einen kann ab einem gewissen Alter ein etwas höherer BMI völlig in Ordnung sein, zum anderen sagt der BMI nichts über das Verhältnis von Fett- und Muskelmasse im Körper aus. Ebenso wenig gibt er Auskunft über das jeweilige Ernährungs- oder Bewegungsverhalten. Als Richtwert ist er allerdings durchaus brauchbar und grundsätzlich gilt: Sie sollten einen BMI im Normalbereich anstreben.

Der Normalbereich ist so angelegt, dass zwischen oberem und unterem Wert einige Kilos Differenz liegen. Ob Sie sich am oberen oder unteren Ende des Normalgewichts einpendeln, liegt letztlich daran, mit welchem Gewicht Sie sich wohlfühlen.

Bei einer Frau von 1,70 Meter Größe liegt das Normalgewicht zwischen 55 und 68 Kilogramm. Zwischen oberem und unterem Grenzwert liegen also ganze 13 Kilogramm. Irgendwo in diesem Bereich liegt auch das Gewicht, mit dem sie sich am wohlsten fühlt und das sie gut halten kann.

Ungesunde Zeiten

Doch zurück zu der Frage, warum wir statistisch in den vergangenen Jahren so sehr an Gewicht zugenommen haben. Übergewichtige führen in diesem Zusammenhang gerne das Zeitargument an: Man hätte keine Zeit zum Kochen, keine Zeit für Sport und keine Zeit für sich selbst. Doch in diesem Zusammenhang lohnt es sich, genauer hinzusehen, denn jeder von uns hat ja zunächst einmal gleich viel Zeit, nämlich genau 24 Stunden täglich. Die Frage scheint also viel mehr zu sein, was wir mit unserer Zeit anstellen.

Und in der Tat: Diejenigen, die angeben, keine Zeit für Sport zu haben, finden stattdessen auffällig häufig Zeit, um drei Stunden täglich vor dem Fernseher zu sitzen und sich „auszuruhen". Doch wovon eigentlich? Von körperlicher Anstrengung sicher nicht.

Seit dem Wandel von der Industrie- zur Dienstleistungsgesellschaft findet die berufliche Tätigkeit der meisten Menschen hauptsächlich im Sitzen statt. Die Zeiten, in denen mindestens zehn Stunden pro Tag körperlich hart gearbeitet wurde, sind weitestgehend vorüber. Im Schnitt schlafen wir

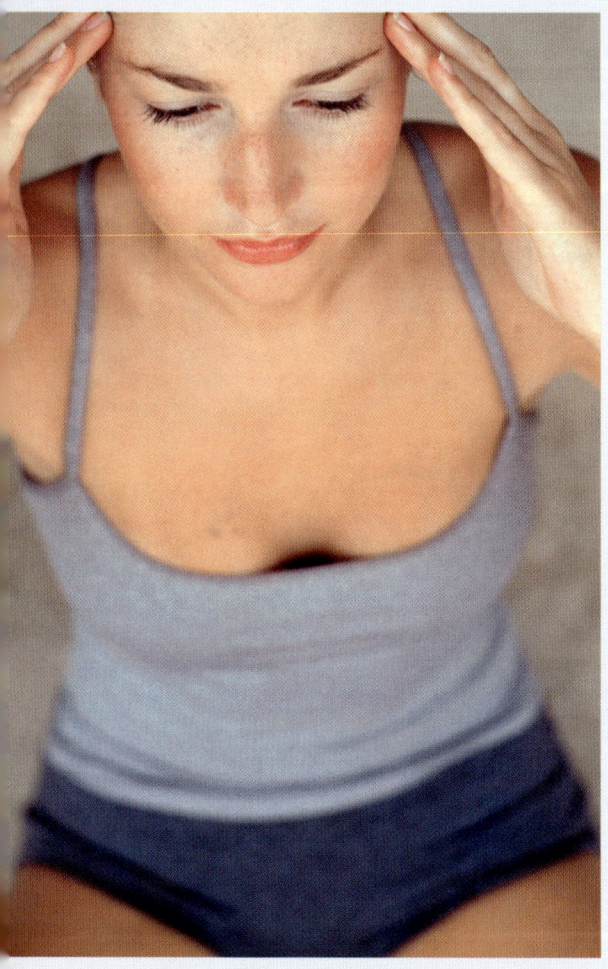

Langsame Gene

Der gravierende Mangel an Bewegung und die ständige Verfügbarkeit von Nahrung sind in der Geschichte der Menschheit völlig neu. Jahrtausendelang haben sich unsere Erbanlagen auf ganz andere Lebensbedingungen eingestellt. Unsere Vorfahren legten vor 40.000 Jahren bei der Nahrungssuche täglich rund 20 Kilometer zurück. Zu essen gab es, was gejagt und gesammelt wurde – und bei Jagdpech oder ungünstigen Wetterbedingungen gab es eben nichts zu essen. Hungern und Sattsein wechselten sich ebenso ab wie Bewegung und Entspannung. Heutzutage gibt es diese Gegensätze nicht mehr. Wir sind ständig satt, und, rein körperlich gesehen, ständig unausgelastet. Oder wann hatten Sie das letzte Mal richtig Hunger und waren körperlich völlig ausgepowert? Sehr wahrscheinlich ist das lange her.

Manche von Ihnen werden jetzt aufschreien: „Aber ich habe fürchterlichen Stress und fühle mich nach einem Bürotag völlig zerschlagen!"

Subjektiv stimmt das sicher auch. Wissenschaftliche Studien haben jedoch gezeigt: Je weniger wir uns bewegen, desto schneller sind wir müde. Und umgekehrt: Je mehr Ausdauer- und Krafttraining wir betreiben, desto leistungsfähiger – auch in geistiger Hinsicht – werden wir. Der Grund besteht darin, dass durch körperliche Bewegung Stresshormone viel besser abgebaut werden als durch Fernsehen. Und nur, wenn Stresshormone tatsächlich abgebaut werden, können Entspannung und Regeneration eintreten.

zwischen sechs und acht Stunden täglich, danach halten wir uns ca. zwölf Stunden im Sitzen auf. Und das ist definitiv zu viel der Ruhe, denn unser Körper ist auf viel mehr Bewegung programmiert. Dass wir fast alle Wege mit dem Auto zurücklegen und den Lift statt die Treppe benutzen, hilft auch nicht gerade, unser Bewegungspensum zu steigern.

* **Unsere genetische Ausstattung ist auf ganz andere Lebensumstände als die heutigen ausgerichtet.**

* **Mit der Geschwindigkeit, mit der sich unsere Lebensbedingungen verändert haben, konnte unser Körper nicht mithalten.**

* **Unsere genetische Ausstattung ist veraltet und hinkt der Entwicklung hinterher.**

Neben ausreichender Bewegung, über die Sie im Kapitel drei noch mehr erfahren werden, ist unser Körper aber auch auf das Wechselspiel von Hungern und Sattsein programmiert. Denn nach wie vor tragen wir auch die genetische Programmierung unserer Vorfahren mit uns herum. Als Jäger und Sammler aßen sie sich satt, wenn sie etwas erbeutet oder gesammelt hatten. Danach stand geraume Zeit keine Nahrung zur Verfügung. Die Verdauung konnte in Ruhe arbeiten, der Blutzuckerspiegel wurde nicht ständig belastet. Heutzutage hat sich auch dies vollständig verändert. Nahrung ist permanent verfügbar. Doch was eigentlich ein Segen ist, wandelt sich aus gesundheitlicher Sicht zu einem Fluch.

Zu warten, bis sich unser Körper an die modernen Lebensumstände angepasst hat, dürfte als Strategie wenig Sinn machen – da können wir lange warten, vermutlich ein paar tausend Jahre. Sehr viel Erfolg versprechender wäre es, wenn wir lernen, unseren Körper besser zu verstehen und ihm zu helfen, mit den geänderten Umständen so gut wie möglich zurechtzukommen. Details hierzu erfahren Sie in den Kapiteln zur Bewegung und zur Ernährung.

Doch nicht nur unsere veraltete genetische Ausstattung, die uns in grauer Vorzeit das Überleben gesichert hat, sorgt dafür, dass heutzutage Übergewicht ein derartiges Massenphänomen werden konnte, auch Unachtsamkeit und falsch erlernte Verhaltensmuster tragen ihren Anteil dazu bei.

Essen aus Appetit

Wir haben es bereits angedeutet: An ihren letzten wirklichen Hunger können sich die wenigsten von uns erinnern. Appetit, ja, das kennen wir. Verlockende Auslagen in den Bäckereien, die Tafel Schokolade im Nachttisch, die Chipstüte auf dem Wohnzimmertisch und der Bratwurst-Stand auf dem Flohmarkt sorgen dafür, dass wir immer wieder in Versuchung geführt werden, dass unsere Aufmerksamkeit immer wieder aufs Essen und Genießen ausgerichtet wird, dass sich allgegenwärtig Appetit einstellt. Doch wenn wir dann zugreifen, genießen wir dann auch wirklich?

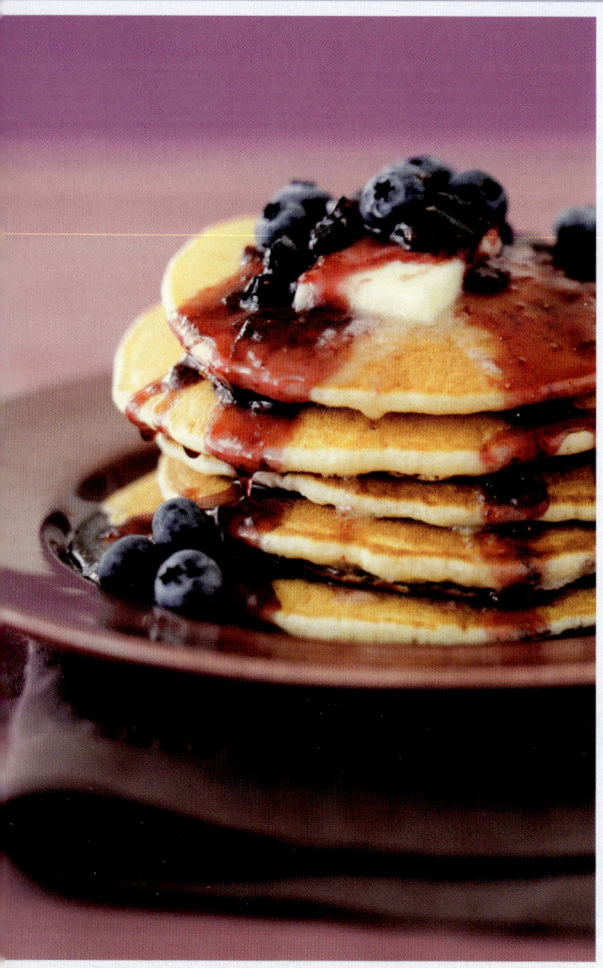

Verhältnis zum Essen an den Tag. Statt wirklich zu genießen, wird das Fertiggericht in die Mikrowelle geschoben und dann in Windeseile vor dem Fernseher verspeist, das belegte Brötchen wird in der Bäckerei gekauft und auf dem Weg zum Auto verputzt. Und mittags in der Kantine verhält es sich nicht anders: Ruckzuck ist das Essen weg. In den seltensten Fällen wird gegessen, weil man Hunger verspürt, denn man hat ja bereits im Büro schon das eine oder andere Teilchen „nebenbei" verdrückt. Meist ist es einfach nur Gewohnheit, die uns a) essen und b) zu schnell essen lässt.

Essen aus Langeweile

Kennen Sie das? Sie schauen fern, es läuft aber weder etwas Spannendes noch Interessantes, und dennoch schaffen Sie es nicht, die Flimmerkiste auszuschalten. Irgendwann aber gehen Sie dann doch ins Bett – und stellen fest, dass Sie wieder einmal die ganze Chipstüte verputzt haben. Wahlweise ist es die Tafel Schokolade, der Sahnepudding aus dem Kühlschrank oder die kompletten Reste vom Abendessen. Entscheidend ist nicht so sehr, was Sie in dieser Situation zu sich nehmen, sondern dass Sie automatisch, ohne Nachdenken und vor allem ohne Hunger zugegriffen haben. Auf diese Weise werden dem Körper sehr große Mengen an Kalorien zugeführt, die er überhaupt nicht braucht, die er nicht abbaut und folglich in Form von weiteren Rettungsringen speichert. Und wozu das alles? Die Schokolade oder die Chips, die wir nebenbei konsumieren, nehmen wir

Essen aus Gewohnheit

Von Übergewichtigen vermutet man häufig, dass sie lebensfrohe Genießer seien. Erstaunlicherweise sind aber viele Übergewichtige nicht sonderlich lebensfroh. Und Genießer sind sie auch nur in den seltensten Fällen. Sie sind im Gegenteil oftmals unzufrieden und legen überhaupt kein sinnliches noch nicht einmal richtig wahr. Von Genießen kann in diesem Zusammenhang keine Rede sein.

Durchbrechen Sie diesen Teufelskreis aus schlechten Gewohnheiten, Frust und Langeweile! Entscheiden Sie sich: Entweder Fernsehen oder Essen. Die Alternative zum Nebenbei-Essen lautet: Werden Sie zum Genießer! Setzen Sie sich zum Essen bewusst an einen gedeckten Tisch – am besten mit Ihrer Familie, mit Freunden oder Ihrem Partner. Es müssen nicht immer aufwendige Gerichte sein, die Sie auftischen – aber Sie sollten in Ruhe und mit Muße essen. Konzentrieren Sie sich auf Ihr Essen, kauen Sie jeden Bissen ausreichend lange, legen Sie immer mal wieder das Besteck beiseite und trinken Sie einen Schluck Wasser. Zum einen lernen Sie auf diese Weise, wieder richtig zu schmecken, zum anderen eröffnen Sie sich die Möglichkeit, festzustellen, ob Sie bereits satt sind oder noch Hunger haben, denn bis das Gehirn vom Bauch die Nachricht empfängt „Ich bin satt", vergehen rund 20 Minuten.

Essen als Stressabbau

Wer unbewusst isst, nimmt quantitativ mehr zu sich als derjenige, der sich auf sein Essen konzentriert und sich Zeit dafür nimmt. Und nicht selten führt ein unbewusstes Ernährungsverhalten in einen weiteren Teufelskreis. Wer als Übergewichtiger mehr isst, als er eigentlich wollte, bekommt anschließend ein schlechtes Gewissen. Um dieses zu beruhigen (denn ein schlechtes Gewissen verursacht Stress) wird weitergegessen. Ein fataler Reflex, der mit der Einstellung einhergeht: „Jetzt ist es ohnehin egal."

Auf Stresssituationen reagieren viele Menschen mit einem Heißhunger auf Süßes und Fettiges und verzehren damit in der Regel Lebensmittel, die mit einer gesunden und ausgewogenen Ernährung nicht allzu viel zu tun haben.

Auch hier gilt: Durchbrechen Sie diese Gewohnheiten! Machen Sie sich Ihre Verhaltenssstereotypen bewusst, erwägen Sie neue Verhaltensstrategien und vor allem: Räumen Sie die allgegenwärtigen Fallen aus dem Weg! Wenn Sie also nach einem stressreichen Tag abends zur Beruhigung normalerweise wahllos zur Schokolade greifen, sollten Sie über eine Alternative nachdenken, was Sie zur Beruhigung stattdessen tun könnten. Suchen Sie sich ein anderes Ventil, um Stress abzubauen, eines, das Ihren Körper nicht belastet und Sie zudem besser und nachhaltiger entspannt. Das kann Sport sein, aber auch ein Hobby, dem Sie nachgehen. Zum anderen sollten Sie Ihre Schokoladendepots ausräumen und wenigstens eine Zeit lang keine Schokolade mehr kaufen – die abendliche Fahrt zur Tankstelle geht nämlich mit einem weitaus größeren Aufwand einher als der Gang zur Süßigkeitenschublade.

Zugegeben: Sein gewohntes Verhalten zu verändern, erfordert erst einmal ein relativ hohes Maß an Disziplin – ganz ohne geht es auch mit dem besten Programm und dem intensivsten Coaching nicht. Aber irgendwann wird statt des alten Verhaltensmusters das neue Verhaltensmuster zur Gewohnheit. Und dann läuft es wie von selbst.

fallbeispiel:

Auch bei Zeitmangel erfolgreich

Wer wie ich beruflich stark eingespannt ist, hat keine Zeit für komplizierte Ernährungspläne und aufwendige Gerichte. Beim Feelgood-Coach ist das anders. Alles ist leicht umzusetzen, auch bei einem stressigen Alltag. Daher konnte ich meine Ernährungsziele leicht erreichen. Und dank der Jokertage war es auch kein Problem, mal über die Stränge zu schlagen. Extrem nützlich ist die Community, super, wie einen die anderen unterstützen. Das hat mir viel gebracht. Heute gehört Sport zu meinem Alltag und ist ein idealer Ausgleich zu meinem stressigen Beruf. Die Zeit, die ich in Sport investiere, hole ich ganz locker durch eine viel höhere Leistungsfähigkeit wieder raus. Außerdem: Schlanker sehe ich nicht nur besser aus, sondern ich bin auch viel dynamischer und selbstbewusster geworden. Was will man mehr?

Sabrina ⋯⟩
Alter: 37 // Größe: 1,74 m
Gewicht vorher: 69 kg
Gewicht nachher: 58 kg
Gewichtsreduktion: **11 kg in 12 Wochen**

Das Diäten-Dilemma

Ob Fastenkur oder Hollywood-Diät, Spargel- oder Kohlsuppendiät – es gibt unzählige Diäten, Jahr für Jahr, Frühjahr für Frühjahr. Immer wieder wird den Verbrauchern das Gleiche versprochen: eine schnelle Gewichtsabnahme. Seien es nun fünf Pfund in fünf Tagen oder zehn Kilo in zehn Wochen. Und dennoch: Statistisch ist kein nachhaltiger Erfolg messbar, sonst gäbe es bei so vielen großartigen Diäten nicht so viele Übergewichtige. Betrachtet man die Diäten genauer, so stellt man auch schnell fest, warum das so ist. Diäten können nicht funktionieren, weil sie allesamt auf Verzicht basieren – und den hält niemand lange durch. Und das Schlimmste: Nach kurzer Zeit sind die wenigen Pfunde, die man eventuell tatsächlich während einer Diät verloren hat, wieder auf den Rippen – gerne sind es auch noch ein paar mehr als vorher. In Fachkreisen nennt man dieses Phänomen den „Jo-Jo-Effekt".

Der Jo-Jo-Effekt

Diäten funktionieren alle nach dem gleichen Prinzip: Dem Körper wird über einen begrenzten Zeitraum ein Kalorienmangel zugeführt. Sei es nun über Fettreduktion oder über die Reduktion von Kohlenhydraten. Dadurch entsteht leider oft auch eine Mangelernährung, weil dem Körper somit viele lebensnotwendige Nährstoffe vorenthalten werden. Unser Körper reagiert auf Mangel genauso wie vor 40.000 Jahren. Er drosselt seinen Verbrauch, läuft sozusagen nur noch auf Sparflamme und bunkert Energie in Form von Fettdepots – um in Hungerperioden etwas zusetzen zu können. Sobald wir also nach der Diät wieder unsere normalen Essgewohnheiten aufnehmen, bringen wir die verlorenen Kilos schnell wieder auf die Waage und meist sogar noch mehr als vor der Diät, denn der Körper will sich ja jetzt vor dem nächsten Nahrungsentzug wappnen.

EXPERTEN-
GESPRÄCH

Michael Gestmann
Diplom-Psychologe und
Psychotherapeut

Der Diplom-Psychologe und Psychotherapeut
Michael Gestmann hat sich jahrelang mit dem
Themenkomplex der Verhaltensänderung be-
schäftigt – ein Grund, ihm an dieser Stelle als
ausgewiesenem Fachmann ein paar Fragen zu
stellen:

**Herr Gestmann, so viele Menschen sind über-
gewichtig und wollen abnehmen – warum
tun sie es nicht einfach?**

Weil es mit dem „einfach tun" nicht getan ist.
Schließlich geht es darum, dass ein Mensch, der
abnehmen möchte, sein über Jahrzehnte entwickeltes Bewegungs- und Ernährungsverhalten
verändern muss. Das geht aber nicht so einfach
und schon gar nicht von heute auf morgen.

**Warum ist eine Lebensstiländerung so
schwer?**

Veränderung ist harte Arbeit. Das ist den meisten nicht klar, wenn sie beschließen: „So kann
es nicht weitergehen!" Stattdessen machen sie
sich falsche Hoffnungen: Sie überschätzen das
Ausmaß der möglichen Veränderung, sie un-
terschätzen die Zeit, die es dauert, bevor Bewegung in die Sache kommt, und sie sind überzeugt, dass sie allein mit Willenskraft erreichen,
was sie wollen. Dieses False-Hope-Syndrome ist
der Hauptgrund, weshalb gute Vorsätze, etwa
beim Abnehmen, scheitern. Nicht umsonst sagt
der Volksmund: „Der Vorsatz ist ein Gaul, der
häufig gesattelt, aber selten geritten wird."

**Was haben wir mit den Nomaden von vor
40.000 Jahren gemein?**

Die Neurowissenschaften belegen, dass wir
Menschen sehr viel stärker vom „Reptilienge-
hirn", dem limbischen System, und weniger von
dem „vernünftigen" Neokortex gesteuert werden. Noch wichtiger ist aber, dass unserem Körper, unserem Gehirn und unserem Verhalten
die Tendenz zu eigen ist, innerhalb bestimmter enger Grenzen gleich zu bleiben und in diesen Bereich zurückkehren zu wollen, sobald
Veränderungen stattfinden. Und das ist auch
gut so. Stellen Sie sich vor, Ihre Körpertemperatur würde sich um zehn Prozent nach oben
oder unten verändern – Sie wären sofort in
Schwierigkeiten. Dieser innere Widerstand gegenüber Veränderungen wird Homöostase ge-
nannt. Das Ziel ist der Zustand der Ausgegli-
chenheit. Angenommen, Sie haben sich in den
letzten 20 Jahren wenig bewegt und wollen nun
aktiv werden. Mit viel Tatendrang beginnen Sie
zu laufen. Plötzlich merken Sie, wie Ihr Körper
reagiert und Warnsignale aussendet. „Achtung!
Achtung! Starke Veränderungen in Atmung,
Herzfrequenz, Stoffwechsel. Was auch immer
Sie tun, hören Sie sofort damit auf." Zu beden-
ken ist, dass die Homöostase keinen Unterschied zwischen dem, was Sie eine Veränderung
zum Guten nennen, und einer Veränderung
zum Schlechten macht. Sie widersetzt sich
jeder Veränderung. Nach 20 Jahren ohne Bewegung hält Ihr Körper ein Leben im Sitzen für
normal.

Die Probleme der Diäten

✳ **Diäten setzen allesamt auf kurzfristige Effekte statt auf eine dauerhafte Umstellung der Ernährung.**

✳ **Die meisten Diäten verringern Fettpolster – wenn überhaupt – nur kurzfristig. Nach der Diät sorgt der Jo-Jo-Effekt dafür, dass man mindestens wieder so viel Gewicht zunimmt, wie man verloren hat.**

✳ **Diäten gehen oft einher mit einer Mangelernährung. In Kapitel vier werden Sie erfahren, warum wir möglichst abwechslungsreich und vollwertig essen sollten und auch Fett zu den lebenswichtigen Nährstoffen gehört.**

Dummerweise können wir unserem Körper bei einer Diät nicht erklären, dass der Mangel gewollt, bald aber vorbei ist.

Und besonders fatal: Je öfter wir Diät halten, umso schneller greift dieser uralte Schutzmechanismus und der Körper reagiert mit zusätzlichen Fettdepots.

Hinzu kommt, dass man bei den meisten Diäten kaum Fett verliert, sondern die Gewichtsreduktion hauptsächlich aus einem Wasserverlust resultiert.

Der Kreislauf aus Diät, kurzfristigem Gewichtsverlust und erneuter Gewichtszunahme lässt sich nur unterbrechen, wenn es gelingt, die Ess- und auch die Bewegungsgewohnheiten langfristig zu ändern. Hier liegt der Schlüssel zum Erfolg – im Sinne einer guten Figur und einer besseren Gesundheit. In Kapitel zwei werden Sie erfahren, wie dies zu bewerkstelligen ist. So viel sei an dieser Stelle aber bereits verraten: Eine langfristige Änderung ist nur in kleinen Schritten möglich – und in der ersten Zeit auch nur mit Unterstützung und mit Disziplin. Doch es lohnt sich, denn Sie tun damit nicht nur etwas für Ihr Aussehen, sondern auch und vor allem für Ihre Gesundheit.

Übergewicht und die Folgen

Man kann es nicht oft genug sagen: Übergewicht ist zu einer typischen Erscheinung unserer Wohlstandsgesellschaft geworden – und das Problem nimmt immer weiter zu. Mittlerweile ist jeder zweite Deutsche zu dick. Zu diesem Ergebnis kam auch die erste gesamtdeutsche Verzehrstudie, die das Bundesministerium für Ernährung, Landwirtschaft und Verbraucherschutz bei der Bundesforschungsanstalt für Ernährung

Mögliche Auswirkungen von Übergewicht:

Psychische Auswirkungen:
* geringes Selbstwertgefühl
* Essstörungen
* Depressionen

Neurologische Folgen:
* diffuse Hirndrucksteigerung mit der Folge von Kopfschmerzen und Sehstörungen

Lungen und Atemwege:
* nächtliche Atemaussetzer
* Asthma

Herz-Kreislauf-System:
* Fettstoffwechselstörungen, besonders ein erhöhter Cholesteringehalt
* Bluthochdruck
* Störung der Blutgerinnung, unter anderem eine erhöhte Neigung zu Thrombosebildung
* chronische Entzündungen der Gefäßwände
* Störungen des Wasser- und Mineralhaushalts

Organe:
* Fettleber
* zunehmende Niereninsuffizienz als Folge von Diabetes Typ 2
* Gallensteine

Magen-Darm-Trakt:
* Verdauungsprobleme
* erhöhtes Krebsrisiko

Hormonsystem:
* Diabetes Typ 2
* vorzeitige Pubertät
* Eierstockzysten
* Verkümmerung der männlichen Geschlechtsorgane

Bewegungsapparat:
* Spreizfüße
* Knicksenkfüße
* X-Beine und O-Beine
* Abrutschen des Oberschenkelkopfes
* allgemeiner Gelenkverschleiß infolge Überbelastung

und Lebensmittel in Karlsruhe in Auftrag gegeben hat. Rund 20.000 Menschen im Alter von 14 bis 80 Jahren wurden zwischen November 2005 und Januar 2007 zu ihren Ernährungsgewohnheiten befragt. Mehr als 14.000 Menschen wurden vermessen und gewogen – es war die umfassendste Untersuchung dieser Art, die es in Deutschland je gegeben hat. Und die Ergebnisse sind alarmierend.

Besonders die jungen Erwachsenen und ganz besonders die Männer haben zugelegt: Zwei Drittel der Männer sind mittlerweile übergewichtig und haben einen Body-Mass-Index von über 25. Zum Vergleich: Mitte der 80er-Jahre waren es „nur" 39 Prozent. Übergewicht ist allerdings nicht nur ein Männerproblem. Die aktuelle Untersuchung zeigt, dass auch 51 Prozent der deutschen Frauen im Alter von 18 bis 80 Jahren betroffen sind.

Der Studie zufolge ist jeder fünfte Bundesbürger sogar adipös, das heißt, er hat einen BMI von über 30. Ein solcher Wert ist besonders bedenklich, da er mit hoher Wahrscheinlichkeit zu Folgekrankheiten wie Diabetes Typ 2 oder Herz-Kreislauf-Erkrankungen führt. Dabei trägt die Eigenschaft des Körpers, sich auf fast alles einzustellen, sich an sehr viel zu gewöhnen und sich mit vielem „wohlzufühlen" mit dazu bei, dass viele Warnsignale übersehen werden.

Wir bemerken nicht, dass wir immer mehr schnaufen, wenn wir wandern oder Treppen steigen. Auch Bluthochdruck, erhöhte Zuckerwerte und die zunehmende Gefäßverkalkung werden nicht bemerkt, denn diese Veränderungen stellen sich schleichend ein und sind ja nicht schmerzhaft. Die meisten wachen erst auf, wenn der Körper unter all den Belastungen zu kollabieren beginnt. Erst dann wird klar, dass das Wohlbefinden trügerisch war.

Warten Sie nicht, bis die Knie kaputt oder der Herzinfarkt eingetreten sind. Sorgen Sie vor! Und wenn Sie Kinder haben: Denken Sie dabei auch an diese, denn auch und gerade Kinder werden immer

dicker. Rund neun Prozent der 14- bis 17-Jährigen sind schwer übergewichtig, mit der Folge, dass auch die sogenannten Alterskrankheiten wie der Diabetes Typ 2 mittlerweile immer mehr Jugendliche betrifft.

Doch nicht nur Diabetes Typ 2 ist eine mögliche Folge von falscher Ernährung und Übergewicht: Übergewicht kann sich auf fast jeden Bereich unseres Organismus negativ auswirken und auch unsere Psyche schädigen.

Doch was bedeutet das eigentlich – erhöhte Cholesterinwerte? Und sind Entzündungen der Gefäßwände wirklich so schlimm? Tut doch nicht weh! Viele Menschen leben in dem Glauben, dass nur Veränderungen Beachtung verdienen, die schmerzhaft sind. Dieser Irrglaube ist natürlich gefährlich, denn auch wenn eine Arteriosklerose erst einmal völlig schmerzhaft verläuft, hat sie doch lebensbedrohliche Folgen. Welche Gefahren von Übergewicht und von falscher Ernährung ausgehen, werden wir im Folgenden etwas genauer unter die Lupe nehmen.

Steigern Sie Ihre Lebensfreude

Während viele körperliche Auswirkungen von Übergewicht erst nach einer gewissen Zeit eintreten, sind die psychischen und psychosozialen Folgen sehr schnell spürbar. Wenn übergewichtige Kinder beim Sportunterricht in der Schule immer als Letzte in die Mannschaft gewählt werden und Erwachsene den Gang in die Umkleidekabine als

Die folgenden Informationen sind richtig und wichtig – wir möchten Ihnen allerdings keine Angst machen. Es gilt vielmehr die Devise: Gefahr erkannt, Gefahr gebannt. Mit unserer Hilfe werden Sie ungesunden Verhaltensweisen den Rücken kehren und Ihr Leben ändern – im Sinne von mehr Bewegung, gesunder Ernährung und einer Menge Spaß. In kleinen Schritten, mit der richtigen Unterstützung und dem ganz persönlich zugeschnittenen Programm kann es jeder hinbekommen. Die nächsten Informationen sollen also eher aufzeigen, dass sich eine Gewichtsreduktion nicht allein um der Eitelkeit willen lohnt, sondern dass sich ein Umdenken tatsächlich lebenslang auch für die Gesundheit auszahlt.

Spießrutenlauf empfinden, nimmt es nicht wunder, wenn die Betroffenen über ein nur schwach ausgeprägtes Selbstwertgefühl verfügen. Übergewichtige fühlen sich unattraktiv und unbeliebt – und was man fühlt, strahlt man auch aus. Doch das wird sich mithilfe des Feelgood-Coach-Programms ändern. Dank des ganzheitlichen Ansatzes

wird nicht nur ihr Körpergefühl verbessert, sondern auch ihre Lebensfreude gesteigert. Wenn Sie sich wieder gern im Spiegel betrachten, hebt sich auch ihre Laune und sie werden von Ihrer Umwelt ganz anders wahrgenommen. Sie blühen förmlich auf, und die Komplimente Ihrer Mitmenschen werden nicht lange auf sich warten lassen.

Sie werden es nicht mehr nötig haben, nach einem Trostpflaster in Form von Süßigkeiten zu greifen. Durchbrechen Sie den Teufelskreis aus Naschen, schlechtem Gewissen und Selbstvorwürfen. Es lohnt sich!

Schlafen Sie gut?

Nächtliche Atemaussetzer (Schlafapnoe) treten bevorzugt bei übergewichtigen Männern auf, denn das überflüssige Fett lagert sich nicht nur am Bauch ab, sondern auch an vielen anderen Körperstellen – auch im Rachen. Dadurch wird der Luftkanal eingeengt, und es kommt im Schlaf zum Verschluss.

Mit einer Schlafapnoe ist nicht zu spaßen: Die Betroffenen fühlen sich tagsüber nicht nur müde und sind nicht mehr so belastungsfähig, die nächtlichen Atemaussetzer haben auch gefährliche Auswirkungen auf das Herz-Kreislauf-System und auf viele andere Organe. So werden unter anderem die Insulin-Sensitivität und der Fettstoffwechsel beeinflusst, was in der Folge einer Arteriosklerose Vorschub leistet. Insgesamt wird die Regenerationsfähigkeit des Organismus stark eingeschränkt und die Lebensqualität deutlich herabgesetzt, da an einen erholsamen Schlaf kaum mehr zu denken ist.

Da die Betroffenen lange nicht merken, dass Sie unter Atemaussetzern leiden, sind im Folgenden die wichtigsten Hinweise für eine Schlafapnoe aufgelistet. Falls Sie diese Symptome bei sich selbst bereits festgestellt haben, sollten Sie auf jeden Fall einen Arzt aufsuchen.

Hinweise für ein Schlafapnoesyndrom:

* unruhiger Schlaf
* häufiges nächtliches Erwachen
* Herzrasen nach dem Erwachen
* vermehrter Drang, nachts zur Toilette zu gehen
* Schnarchen
* ständige Müdigkeit tagsüber
* morgens gerädert aufwachen, oft mit Kopfschmerzen
* schnelles Einnicken, wenn man zur Ruhe kommt (zum Beispiel beim Lesen, Fernsehgucken oder nur Sitzen)

Neben der Schlafapnoe werden auch Asthmaanfälle durch Übergewicht begünstigt. So sind etwa drei Viertel der Patienten, die aufgrund einer Asthma-Attacke in eine Klinik müssen, übergewichtig, ermittelten US-Forscher aus Boston. Einer der Gründe: Überflüssiges Fettgewebe produziert Entzündungsfaktoren, die die Luftnot verstärken können. Hinzu kommt, dass übergewichtige Asthmatiker auch schon bei geringer körperlicher Anstrengung außer Atem geraten und so ein Anfall ausgelöst werden kann.

Denken Sie an Ihr Herz

Herz-Kreislauf-Erkrankungen und ihre schwerwiegenden Folgen sind in Deutschland die häufigsten Todesursachen. Dabei wären viele Faktoren, die Herz-Kreislauf-Erkrankungen verursachen, wie ungesunde Lebensgewohnheiten und Übergewicht, vermeidbar. Vor allem die Arteriosklerose kann in unmittelbarem Zusammenhang mit der Ernährungsweise gesehen werden.

Risikofaktor: Arteriosklerose

Unter einer Arteriosklerose versteht man eine zunehmende Verengung der Blutgefäße durch Ablagerungen von Zellen, Eiweißkörpern, Fett- und Mineralstoffen. Diese Ablagerungen werden ausgelöst durch winzige Entzündungsprozesse in den Gefäßinnenseiten. Das heimtückische an der Arteriosklerose ist, dass sie lange Zeit völlig unbemerkt verläuft. Sie tut nicht weh und auch sonst fühlen sich Betroffene erst einmal nicht weiter beeinträchtigt – bei einem Arztbesuch kann bestenfalls festgestellt werden, dass der Blutdruck erhöht ist. Der erhöhte Blutdruck kommt dadurch zustande, dass das Herz mit immer mehr Kraft das Blut durch die Adern pumpen muss, weil sie an den betreffenden Stellen verengt sind. Das Fatale: Auf diese Weise lagern sich noch mehr Stoffe an den Gefäßinnenseiten ab.

Dieser Prozess setzt sich so lange fort, bis eins der Gefäße irgendwann vollständig durch einen sogenannten Thrombus verstopft ist.

Wenn Beinarterien verstopft sind, werden die Beine nicht mehr ausreichend mit Blut bzw. Sauerstoff versorgt. In diesem Fall kann eine Amputation erforderlich werden. Entsteht solch eine Verstopfung in einem Blutgefäß im Gehirn, kommt es zum Schlaganfall – durch die Unterbrechung der Sauerstoffzufuhr können ganze Hirnbereiche absterben. Ein Schlaganfall kann schlimmstenfalls aber auch zum Tod führen. Der Verschluss eines Herzkranzgefäßes hat einen Herzinfarkt zur Folge, der ebenfalls eine lebensbedrohende Qualität haben kann.

Entdecken Sie das mediterrane Lebensgefühl

Einen großen Anteil an der Entstehung bzw. Verhinderung einer Arteriosklerose hat neben einem Übergewicht auch und natürlich die Ernährung (siehe S. 80–82; Fette, Kapitel 4). Während die Mittelmeerküche mit ihrem hohen Anteil an Fisch, Gemüse und Olivenöl das Risiko für Herz-Kreislauf-Erkrankungen senkt, wird dieses mit einem Speiseplan erhöht, der sich vornehmlich durch rote Fleischsorten, tierische Fette, Salz, Zucker und Auszugsmehl auszeichnet. Zum Vergleich: Während in Südfrankreich, Spanien und Portugal von 100.000

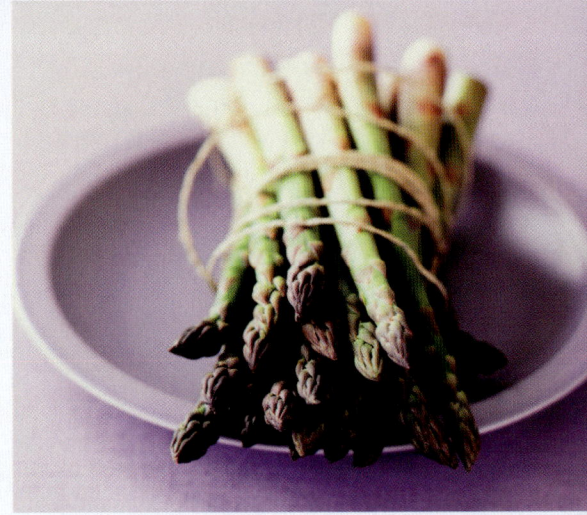

Menschen zwischen 50 und 65 an einem Herzinfarkt sterben, sind es in Deutschland, Schottland und Finnland zwischen 400 und 750.

Wichtige Ernährungstipps, die Ihnen nicht nur dabei helfen, Ihr Übergewicht in den Griff zu bekommen, sondern auch Ihre Gesundheit fördern, finden Sie in Kapitel vier.

Gutes und böses Cholesterin

Ihr Risiko, an Arteriosklerose zu erkranken, wird vor allem durch Ihren Blutfett-Anteil mitbestimmt, also durch Ihren Cholesterinwert. Doch ein hoher Cholesterinwert ist nicht allein ausschlaggebend, es kommt auch auf das Verhältnis der unterschiedlichen Cholesterin-Arten an, der so genannten Lipoproteine, genauer auf das Verhältnis von LDL (Low Density Lipoprotein) und HDL (High Density Lipoprotein). Während HDL für den Körper gut ist, weil es überschüssiges Cholesterin an sich bindet, um es in die Leber zu transportieren, wo es verstoffwechselt und über die Galle ausgeschieden wird, ist LDL für den Körper schädlich und lagert sich an den Gefäßinnenseiten ab. Zu viel Cholesterin im Blut verstopft die Adern, die Folgen wurden bereits erläutert.

In diesem Zusammenhang muss deutlich darauf hingewiesen werden, dass Cholesterin ausschließlich in fetthaltigen tierischen Lebensmitteln vorkommt – wir haben es also selbst in der Hand, das Arteriosklerose-Risiko zu senken.

Cholesterin nun jedoch insgesamt zu verteufeln wäre falsch, denn Cholesterin wird für viele Steuerungsprozesse unseres Körpers gebraucht. Allerdings sollte auf ein gutes Verhältnis von HDL zu LDL geachtet werden. Dabei gilt, dass der Gesamtcholesterinwert unter 200 mg/dl liegen sollte, davon sollte der Anteil von HDL mindestens 35 mg/dl betragen und der Anteil von LDL 155 mg/dl nicht überschreiten. Hierbei hilft eine ausreichende Versorgung mit Omega-3-Fettsäuren, die vor allem in Seefisch vorkommen. Auch der Verzehr von ungesättigten Fettsäuren ist sehr zu empfehlen, wie sie sich zum Beispiel in Oliven- und Rapsöl finden. Sowohl die ungesättigten Fettsäuren als auch die Omega-3-Fettsäuren haben die Eigenschaft, LDL zu senken und HDL zu erhalten.

Gesättigte Fettsäuren und Trans-Fettsäuren, wie sie zum Beispiel in gehärteten Fetten vorkommen, sollten dagegen vermieden werden. Mehr Informationen zum Thema Fett erhalten Sie in Kapitel vier.

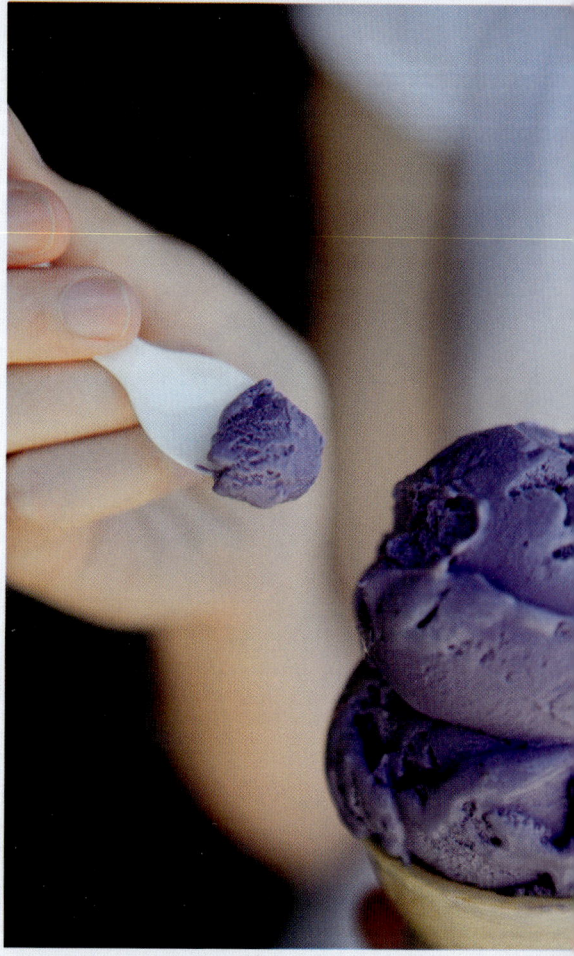

Kein gutes Gefühl im Bauch

Übergewicht fördert Sodbrennen, da der Druck im Bauchraum erhöht ist und der Schließmuskel am Mageneingang überlastet wird. So kann die Magensäure die Speiseröhre hinaufsteigen. Hinzu kommt, dass Übergewicht oft mit fettreicher Ernährung einhergeht, die ihrerseits die Säureproduktion steigert.

Fettreiche und ballaststoffarme Ernährung führt darüber hinaus – besonders in Kombination mit mangelnder Bewegung und unzureichender Flüssigkeitsversorgung – zu Verstopfung, die ihrerseits unangenehme Auswirkungen hat. Neben dem sich einstellenden Völlegefühl treten oft auch Kopf- und Rückenschmerzen auf, das Hautbild verändert sich und häufig entsteht eine Akne.

Risikofaktor: Fettleber

Wenn in der Leber in über der Hälfte der Zellen Fetttropfen eingelagert sind, wird dies als Fettleber bezeichnet. Die Folge dieser Einlagerung ist eine Minderung der Organfunktion. Wird eine Fettleber nicht behandelt, ist meist eine Leberzirrhose (Schrumpfleber) die Folge. In den meisten Fällen wird die Erkrankung durch zu hohen Alkoholkonsum verursacht. Einige Stoffwechselerkrankungen und zu viel Bauchfett (siehe S. 29) können jedoch ebenfalls ursächlich sein.

Die gute Nachricht: Eine Verfettung der Leber ist reversibel, das heißt sie kann geheilt werden durch Ernährungsumstellung, Gewichtsreduktion und Alkoholverzicht. Bei der Diagnose einer Fettleber sollte aber nicht mehr allzu lange mit dieser Umstellung gewartet werden, denn wenn sich aus der Fettleber erst einmal eine Leberzirrhose entwickelt hat, ist es zu spät – eine Leberzirrhose ist nicht mehr heilbar.

Die Entstehung schmerzhafter Gallensteine wird ebenfalls durch eine ungesunde Ernährung und durch Übergewicht begünstigt. Die Gefahr, Gallensteine zu bekommen, ist bei einer cholesterinreichen und ballaststoffarmen Ernährung deutlich erhöht. Ab einem Übergewicht von 20 Prozent über Normalgewicht ist das Risiko bereits doppelt so hoch. In den westlichen Industrieländern leiden ungefähr 10 bis 15 Prozent der Bevölkerung im Laufe ihres Lebens einmal an Gallensteinen – Tendenz steigend. Das Risiko ist umso größer, je häufiger und je ausgeprägter die Gewichtsveränderungen sind. Die häufige Ernährungsumstellung auf Diäten mitsamt nachfolgendem Jo-Jo-Effekt erhöht also das Gallenstein-Risiko.

Hormon-Chaos

Übergewicht bringt alle Körperfunktionen durcheinander – auch das Hormonsystem, das für die Produktion und die Verteilung der lebenswichtigen Botenstoffe zuständig ist, die unsere Psyche und alle Körperfunktionen steuern. Der Hormonhaushalt gerät durch eine übermäßige und ungesunde Ernährung entweder aus dem Gleichgewicht oder aber er wird durch übermäßige Fettreserven in der Bauchgegend gravierend gestört. Diese Fettzellen im Bauchraum sind ein hochaktives Gewebe, das nach neuesten wissenschaftlichen Erkenntnissen selbst Hormone produziert und den Körper damit überschwemmt. Amerikanische Forscher haben in diesem Zusammenhang festgestellt, dass Mädchen, die bereits im Alter von drei bis sechs Jahren übergewichtig waren, oftmals deutlich zu früh in die Pubertät kommen. Die Wissenschaftler gehen davon aus, dass im Fettgewebe bestimmte Hormone gebildet werden, die die körperliche Reifung ankurbeln. So kommen mittlerweile schon neunjährige Mädchen in die Pubertät.

Der vorzeitige Eintritt in die Pubertät verursacht für die Betroffenen sozialen Stress, weil sie sich in doppelter Hinsicht ausgegrenzt fühlen: Zum einen wegen ihres Übergewichts und zum anderen wegen ihrer körperlichen Frühentwicklung. Eltern sollten daher bereits im Kleinkindalter auf eine gesunde und abwechslungsreiche Ernährung achten und ihren Kindern zuliebe mit gutem Beispiel vorangehen!

Aber auch der Hormonhaushalt von Erwachsenen wird durch die im Fettgewebe produzierten Hormone beeinträchtigt. Forscher gehen mittlerweile davon aus, dass sowohl Eierstockzysten als auch eine Verkümmerung der männlichen Geschlechtsorgane mit Übergewicht in Verbindung gebracht werden müssen. Auch bestimmte Krebsarten treten durch ein erhöhtes Bauchfett häufiger auf (siehe S. 28). Während sich die Forschung jedoch in dieser Hinsicht noch um belastbare Beweise bemüht, sind die Erkenntnisse zum Zusammenhang von Diabetes Typ 2 und Übergewicht gesichert.

Diabetes mellitus

Diabetes mellitus gilt als die Krankheit, deren Raten statistisch am schnellsten mit einer Gewichtszunahme wachsen. Schon bei vier Kilogramm Übergewicht verdoppelt sich das Risiko, an Diabetes zu erkranken. Gleich mehrere der im Fettgewebe produzierten Stoffe haben ungünstige Auswirkungen auf den Insulin-Haushalt

und begünstigen damit das Entstehen von Diabetes. Fettgewebe produziert eine Vielzahl von Hormonen und anderer Stoffe wie Zytokine, freie Fettsäuren, Adiponektin und andere mehr. Diese Substanzen greifen in zahlreiche Vorgänge im Körper ein. Zytokine beispielsweise beeinflussen als Gewebshormone die Produktion und Wirkung von Insulin. Freie Fettsäuren wiederum behindern in zu hoher Konzentration die Wirkung des Insulins in der Leber.

Das wichtige Adiponektin, das die Gefäße und den Insulin-Stoffwechsel schützt, nimmt ab, je mehr überflüssiges Fettgewebe vorhanden ist. Ohne weiter ins Detail zu gehen, kann man zusammenfassend festhalten: Übermäßige Fettansammlungen sind in jedem Fall äußerst ungünstig für einen funktionierenden Insulin-Stoffwechsel. Doch nicht nur übermäßige Fettreserven sind für einen Diabetes ausschlaggebend, auch eine längerfristige überhöhte Zufuhr von Einfachzuckern und Bewegungsmangel lassen den Stoffwechsel aus den Fugen geraten.

Medizinisch wird zwischen zwei Formen des Diabetes unterschieden: dem Diabetes Typ 1 und dem Diabetes Typ 2.

Diabetes Typ 1

Hierbei handelt es sich um eine Autoimmunkrankheit, die nicht durch Übergewicht oder falsche Ernährung ausgelöst wird. Sie kann bereits im Kindesalter auftreten. Bei einem Diabetes Typ 1 greift unser Immunsystem das körpereigene Insulin und das für dessen Produktion zuständige Gewebe an,

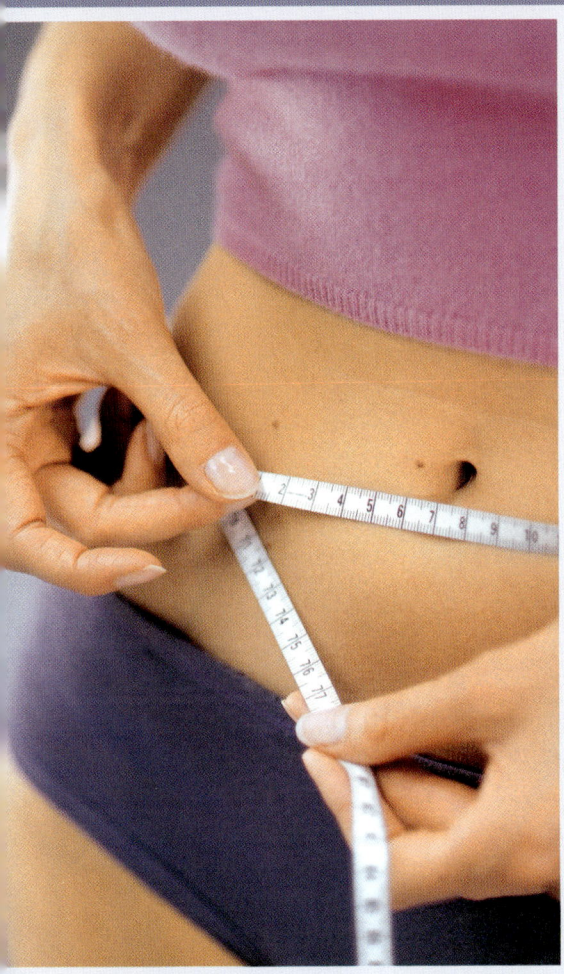

betes Typ 1 durch eine geeignete Ernährung in seinen Auswirkungen reduziert werden kann – gesicherte Erkenntnisse liegen hierzu jedoch noch nicht vor. Wir beschränken uns daher auf den Diabetes Typ 2.

Diabetes Typ 2

Vor noch nicht allzu langer Zeit galt diese Form des Diabetes als Alterskrankheit. Doch die Zeiten haben sich geändert. Immer mehr Kinder erkranken an dieser Krankheit, bei der im Gegensatz zum Typ 1 nicht die produzierenden Zellen zerstört werden und auf diese Weise immer weniger Insulin produziert werden kann, sondern im Gegenteil, immer mehr Insulin produziert wird, weil Muskeln und Organe nicht mehr in ausreichendem Maße auf das Hormon Insulin reagieren. Da aber der Insulin-Bedarf proportional zum Körpergewicht steigt, ist dieses Nichterkennen besonders ungünstig. Immer mehr Insulin muss nämlich produziert werden, sodass das Regelwerk für die Hormonproduktion komplett aus dem Ruder läuft. Medizinisch ist der Zusammenhang zwischen Bewegung, Ernährung und Erkrankung an Diabetes Typ 2 belegt.

Da die Folgen eines Diabetes – Niereninsuffizienz, Erblindung und Amputationen – gravierend sind, ist es verwunderlich, dass so viele Menschen ihren alten „lieb gewonnenen" Ernährungs- und Lebensgewohnheiten nachgehen. Die gute Nachricht lautet: Mit dem Feelgood-Coach-Konzept wird das Risiko, an Diabetes Typ 2 zu erkranken, um fast 100 Prozent gesenkt!

die sogenannten Langerhansschen Inseln der Bauchspeicheldrüse, und zerstört diese sukzessive. Oft bleibt diese Erkrankung lange Zeit unentdeckt, wird sie dann diagnostiziert, sind meist schon große Bereiche der Langerhansschen Inseln zerstört, und der Griff zur Insulin-Spritze ist die einzige noch verbleibende Lösung. Forscher gehen mittlerweile davon aus, dass auch der Dia-

Kommen Sie auf Trab

Für Menschen mit Übergewicht ist es oft schwierig, sich sportlich zu betätigen. Teilweise sind sie körperlich schon einge-schränkt, durch schmerzende Gelenke oder Kurzatmigkeit. Teilweise haben sie aber auch einfach Hemmungen, sich wieder unter Leute zu wagen. Aber nicht nur die Menschen mit Übergewicht sollten sich hier angesprochen fühlen, sondern auch diejenigen, die zwar nicht zu dick, aber einfach schlapp und faul auf der Couch liegen. Fett kann in Muskelmasse verwan-delt werden, und das gilt für jeden Körper, egal in welcher Form er sich momentan befindet. Es gilt nur, die richtige Sportart und das richtige Maß für sich zu ent-decken. Dafür braucht man einfach einen kleinen Ansporn und vor allem eine indi-viduelle Beratung. Beides kann man mit dem Feelgood-Coach-Konzept bekommen. Dabei wird auch auf eventuell vorhandene Krankheiten eingegangen, sodass Sie sich nicht überfordern. Mehr zum Thema Sport finden Sie im Kapitel vier.

Risikofaktor Gicht

Eine weitere Folgeerkrankung von Überge-wicht ist Gicht, ein Krankheitsbild, das heut-zutage in allen Gesellschaftsschichten und zunehmend auch bei jüngeren Patienten anzutreffen ist. Der Grund für Gicht ist eine erhöhte Harnsäurekonzentration im Blut. Die nicht abgebaute Harnsäure lagert sich in den Gelenken ab und führt zu schmerz-haften Entzündungen. Die Harnsäure ist ein Abbauprodukt nach Fleischverzehr, weshalb man Gicht früher hauptsächlich als eine Krankheit wohlhabender Schichten kann-te. Bei einer gesunden, fleischreduzierten Kost werden in der Regel keine Grenzwerte überschritten, die Harnsäure wird einfach über den Urin ausgeschieden. Da aber der Fleischkonsum in allen Gesellschaftsschich-ten statistisch rapide angewachsen ist, tritt Gicht immer häufiger auf. Kein Wunder: Während im Deutschland der 50er-Jahre der durchschnittliche Pro-Kopf-Verbrauch von Fleisch bei ca. 30 Kilogramm pro Jahr lag, so ist dieser mittlerweile auf über 60 Kilogramm pro Kopf und Jahr gestiegen.

Risikofaktor Krebs

Einige Krebsarten treten bei Übergewichti-gen häufiger auf als bei Normalgewichtigen. Zu diesen Krebsarten zählen:

— *Darmkrebs, der ab einem BMI von 30 doppelt so häufig auftritt wie bei Normalgewichtigen*
— *Gallengangkrebs, der ebenfalls doppelt so häufig auftritt*
— *Nierenkrebs, der ebenfalls doppelt so häufig auftritt*
— *Brustkrebs, an dem ab einem BMI von 28 rund ein Drittel mehr Frauen erkranken*
— *Gebärmutterkrebs, an dem ab einem BMI von 25 zwei- bis dreimal so viele Frauen erkranken*
— *Prostatakrebs, der ab einem BMI über 30 signifikant häufiger auftritt als bei Normalgewichtigen.*

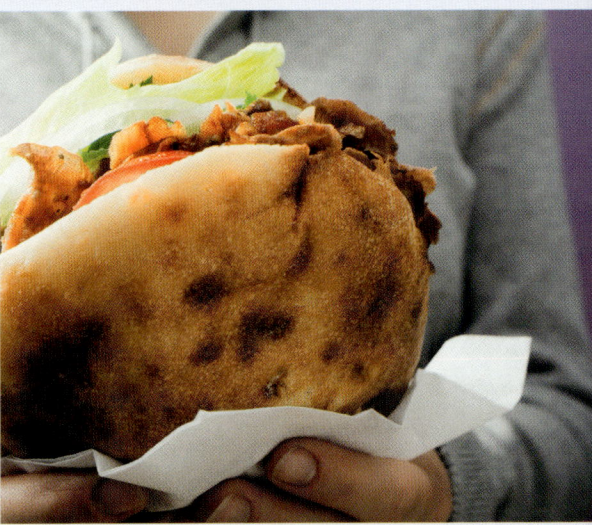

Die Ursachen für die häufigere Krebsentstehung bei Übergewichtigen und Fettleibigen sind noch nicht endgültig geklärt, jedoch stehen auch in diesem Zusammenhang die im Fettgewebe produzierten Hormone im Verdacht.

Bei Männern hat die Körperfettmenge direkten Einfluss auf die Produktion der Geschlechtshormone. So soll der veränderte Hormonspiegel bösartige Veränderungen der Prostata begünstigen.

Bei Frauen gilt ein zu hoher Östrogenspiegel als möglicher Grund für Brust- und Gebärmutterkrebs. Es ist bekannt, dass übergewichtige Mädchen meist viel früher in die Pubertät kommen als normalgewichtige. Bei dicken Frauen setzen zudem die Wechseljahre statistisch später ein und es kommt durch den erhöhten Fettanteil des Körpers zu einer zu hohen Östrogenspeicherung. Und auch Bauchfett produziert Östrogene. Die gestiegenen Östrogenmengen führen wiederum zu einer verlängerten und verstärkten Einwirkung von Östrogenen auf bestimmte Organe, was vor allem beim Brust- und Gebärmutterkrebs eine besondere Rolle spielen könnte. Gerade Brustkrebs tritt nach den Wechseljahren bei stark übergewichtigen Frauen vermehrt auf.

Auch die bereits erwähnten Substanzen Leptin und Adiponektin sowie Substanzen, die von Fettzellen (Adipozyten) gebildet werden können, sollen bei der Krebsentstehung eine Rolle spielen, ebenso wie ein zu hoher Insulinspiegel.

Nach allen bereits vorliegenden Erkenntnissen kann man heute mit Sicherheit davon ausgehen, dass das Krebsrisiko mit dem BMI steigt. Doch nicht nur Übergewicht und Fettsucht sind im Zusammenhang mit einem erhöhten Krebsrisiko zu nennen. Auch falsche Ernährung sowie zu viel Alkohol- und Zigarettenkonsum begünstigen eine Krebserkrankung. Zum Glück gilt auch der Umkehrschluss: Mit einer Umstellung der Ernährung und der Essgewohnheiten kann vielen Krebsarten entgegengewirkt werden.

Harmloses Bäuchlein?

Bauchfett ist, wie oben bereits ausführlich beschrieben, viel mehr als ein kosmetisches Problem. Hier eine Liste mit Krankheiten, die mit Bauchfett direkt in Zusammenhang stehen (in alphabetischer Reihenfolge):

— *Arteriosklerose*
— *Bluthochdruck*
— *Depressionen*

1

— *Diabetes Typ 2*
— *Fettleber (bis zur fettbedingten*
   Leberentzündung)
— *Fettstoffwechselstörungen*
— *Gallensteine*
— *vorzeitiger Gelenkverschleiß*
— *Gicht*
— *Herzinfarkt*
— *Schlafapnoe*
— *Schlaganfall*
— *Thrombose*
— *erhöhtes Tumorrisiko*

Metabolisches Syndrom

Bei einer Kombination von mehreren –
nicht unbedingt allen – der folgenden aufge-
führten Symptome und Risikofaktoren, die
auf Stoffwechselveränderungen zurückzu-
führen sind, die wiederum direkt mit einem
überhöhten Bauchfett-Anteil in Verbindung
gebracht werden, spricht die Medizin von
einem „metabolischen Syndrom":

— *Bauchfettvermehrung*
— *erhöhter Blutzuckerspiegel*
— *Bluthochdruck*
— *Fettstoffwechselstörung*
— *Harnsäureüberschuss*
— *vermehrte Blutgerinnungsneigung*
— *Arteriosklerose*

Die vier wichtigsten dieser Symptome
und Risikofaktoren werden aufgrund ihrer
Gefährlichkeit auch als „tödliches Quartett"
bezeichnet. Dazu gehören: bauchbetonte

Fettleibigkeit, erhöhter Blutfettspiegel,
erhöhter Blutdruck und erhöhter Blutzuckerspiegel.

Grenzwerte für das metabolische Syndrom:

	Männer	Frauen
Bauch-umfang	größer als 102 cm	größer als 88 cm
Blutdruck	höher als 130/85 mm Hg	höher als 130/85 mm Hg
Nüchtern-Blutzucker	höher als 100 mg/dl	höher als 100 mg/dl
HDL-Cholesterin	niedriger als 40 mg/dl	niedriger als 45 mg/dl
Triglyzeride	höher als 150 mg/dl	höher als 150 mg/dl

Nach aktuellen Schätzungen zeigt
etwa ein Viertel der westlichen Bevölkerung Symptome des metabolischen
Syndroms, und die Betroffenen werden
immer jünger.

Wenn Sie sich in dieser Beziehung
mehr Klarheit wünschen, lassen Sie sich
von Ihrem Hausarzt untersuchen und
über Ihre Werte aufklären.

Eine Übersicht der Pflanzenstoffe

Inhaltsstoff	Vorkommen	Wirkung
Carotinoide	Hauptsächlich in roten, orangen und gelben Früchten und Gemüsesorten, aber auch in einigen grünen Gemüsesorten wie Brokkoli, Spinat und Grünkohl.	Wirken antioxidativ und krebsvorbeugend. Risiko von Herzinfarkten wird verringert, das Immunsystem gestärkt.
Phytosterine	In Sonnenblumenkernen, Sesam, Nüssen, Sojabohnen.	Schützen vor Dickdarmkrebs und senken den Cholesterinspiegel.
Saponine (Geschmacksstoffe)	In Hülsenfrüchten und Spinat.	Stärken die Immunabwehr, senken den Cholesterinspiegel und das Risiko, an Darmkrebs zu erkranken.
Glucosinolate (Geschmacksstoffe)	In allen Kohlsorten, in Senf, Rettich und Kresse.	Beugen Infekten vor und hemmen eine mögliche Krebsentwicklung.
Flavonoide (Farbstoffe)	In allen roten, violetten und blauen Obst- und Gemüsesorten.	Hemmen das Wachstum von Bakterien und Viren, wirken antioxidativ und und entzündungshemmend, schützen vor Krebs und Herzinfarkt.
Protease-Inhibitoren	In eiweißreichen Pflanzen wie Hülsenfrüchten, Kartoffeln und Getreide.	Schützen vor Krebs und wirken regulierend auf den Blutzuckerspiegel ein.
Terpene	In pflanzlichen Aromastoffen und ätherischen Ölen (z.B. Menthol in Pfefferminzöl). In Kräutern und Gewürzen, aber auch in Tomaten, Karotten, Zwiebeln, Grünkohl, Knoblauch und Zitronen.	Senken das Krebsrisiko.
Phytoöstrogene (pflanzliche Hormone)	In Getreide, Hülsenfrüchten und Vollkornprodukten.	Schützen vor hormonabhängigen Krebsarten wie Brust-, Gebärmutter- und Prostatakrebs.
Sulfide (schwefelhaltige Verbindungen)	In Zwiebeln, Lauch, Spargel und Knoblauch.	Wirken antioxidativ, hemmen das Bakterienwachstum, senken den Cholesterinspiegel, schützen vor freien Radikalen und wirken krebsvorbeugend.
Phytinsäure	In Getreide, Hülsenfrüchten und Leinsamen.	Wirkt im Dickdarm antioxidativ.

Umweltgifte

Leider gibt es in der heutigen Zeit immer mehr schädliche Einflüsse, die von außen auf unsere Körper einwirken. Seien es die UV-Strahlen der Sonne, Formaldehyd, das aus Möbeln dampft oder polychlorierte Wasserstoffe, die in Kunststoffen enthalten sind. So mancher menschliche Körper gleicht mittlerweile einem Giftlager, denn viele Umweltgifte lösen sich bevorzugt in Fett und werden dort eingelagert.

Oft greifen diese Umweltgifte in Form von freien Radikalen unsere Körperzellen an. Freie Radikale bestehen aus zwei Sauerstoffatomen, denen ein elektrisch geladenes Teilchen fehlt. In einem begrenzten Maße sind sie sogar nützlich, weil sie Mikroorganismen bekämpfen und somit Fremdsubstanzen minimieren. Doch wenn sie überhand nehmen, schädigen sie unsere Zellen. Ständig auf der Suche nach ihrem fehlenden Elektron jagen sie durch unseren Körper, zerstören auf ihrem Weg unsere Zellen und verändern das Erbgut. Eine angegriffene Zelle bombardiert daraufhin ihre Nachbarzelle, und so werden im Schneeballsystem Millionen von Zellen vernichtet. Die Folgen sind vielfältig: Haut, Organe und Nerven altern schneller, man erkrankt schneller an Arteriosklerose, Rheuma, Alzheimer und auch Krebs. Doch man ist den verheerenden Auswirkungen der freien Radikale nicht hilflos ausgeliefert. Mit Antioxidantien und bestimmten sekundären Pflanzenstoffen kann man ihnen effektiv entgegenwirken.

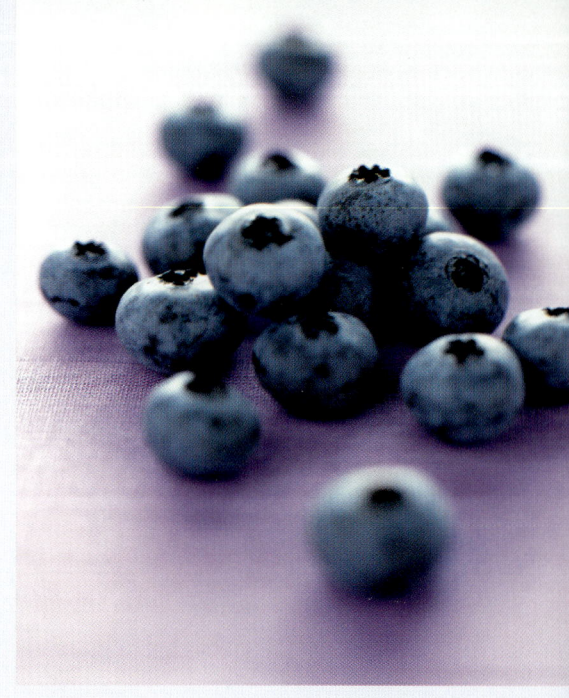

Antioxidantien

Antioxidantien sind vor allem in Obst und Gemüsesorten mit kräftiger Farbe enthalten, also in Beeren, roten, grünen und gelben Paprikaschoten, aber auch in Hülsenfrüchten, Getreidesorten, Nüssen und grünem Tee. Die rund 6000 bekannten sekundären Pflanzenstoffe werden in verschiedene Gruppen eingeteilt. In der Tabelle auf Seite 31 können Sie sich einen Überblick über die Pflanzenstoffgruppen und ihre Wirkung verschaffen. (Weiterführende Informationen zu Vitaminen und sekundären Pflanzenstoffen erhalten Sie in Kapitel vier.)

Der Feelgood-Coach-Tipp

Der Grund für viele gefährliche Symptome und Krankheiten sind Bewegungsmangel und eine ungesunde Ernährung. Zögern Sie nicht länger, Ihr Leben umzustellen. Wenn Sie sich nicht rechtzeitig Zeit für sich und Ihre Gesundheit nehmen, werden Sie sich später sehr viel Zeit für Ihre Krankheiten nehmen müssen.

Also: Worauf warten Sie noch? Nehmen Sie Ihr Leben in die Hand! Mit unserem Feelgood-Coach-Konzept erreichen Sie nachweislich eine nachhaltige Optimierung ihres Bewegungs-, Stress- und Ernährungsverhaltens. Sie reduzieren deutlich Ihr Gewicht und Ihren Bauchumfang, Ihre körperliche Leistungsfähigkeit wird bereits nach zwölf Wochen um bis zu 30 Prozent gesteigert, ebenso verbessert sich Ihr

Konzentrationsvermögen und Ihr Gedächtnis um bis zu zehn Prozent und mehr. Erhebliche Verbesserungen nach nur zwölf Wochen lassen sich auch bei wichtigen Gesundheitsparametern wie zum Beispiel Blutdruck, Cholesterin- und Triglyzeridwerten feststellen, was präventivmedizinische Effekte nach sich zieht. So senken Sie beispielsweise die Risiken von:

— *Diabetes Typ 2 um nahezu 100 Prozent*
— *Herzinfarkt, Schlaganfall um ca. 50 Prozent*
— *bestimmten Krebsarten um ca. 30 Prozent*

Also: Ein Umdenken lohnt sich. Fangen Sie einfach an – wir helfen Ihnen dabei!

Das Feelgood-Coach-Konzept

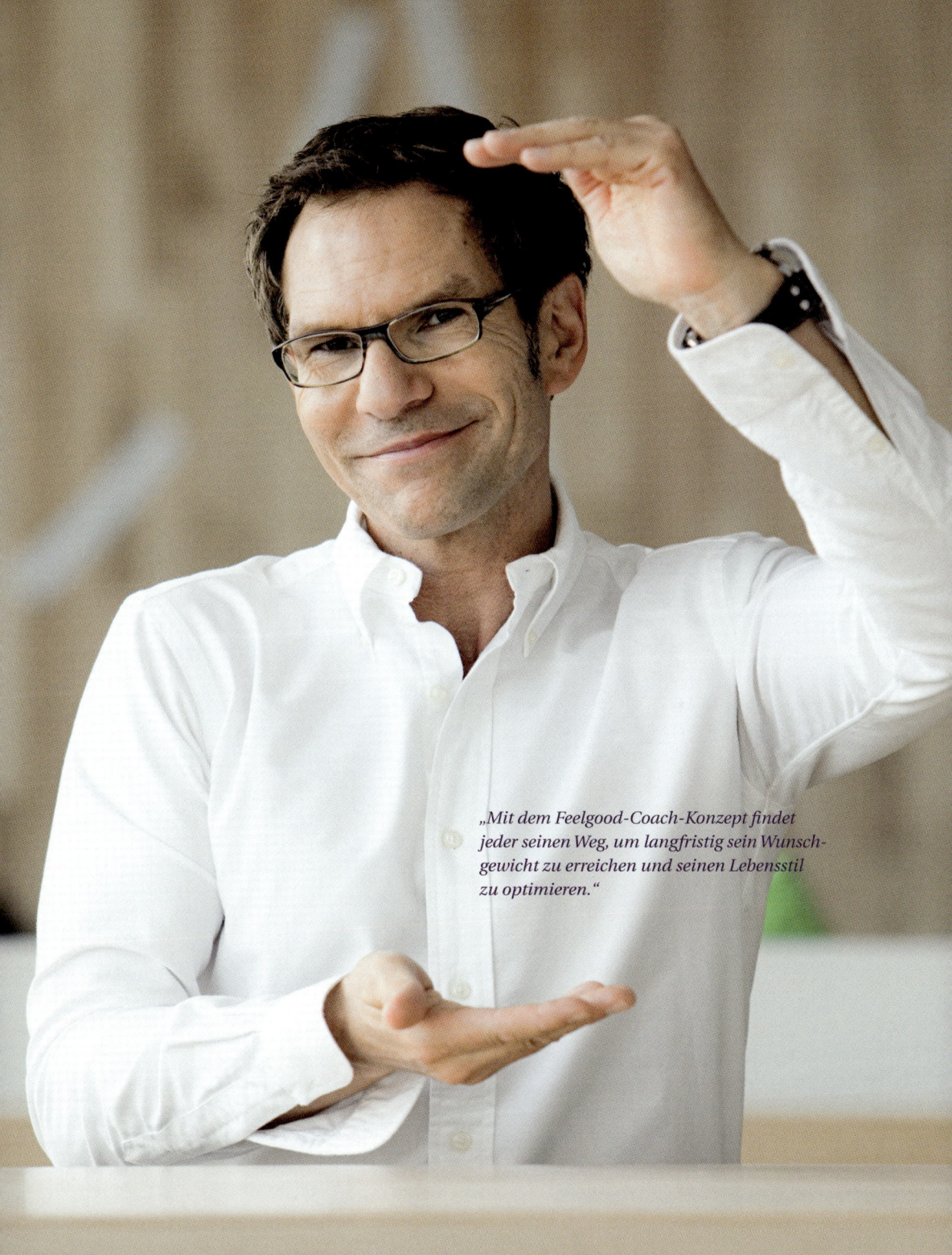

„Mit dem Feelgood-Coach-Konzept findet jeder seinen Weg, um langfristig sein Wunschgewicht zu erreichen und seinen Lebensstil zu optimieren."

Ein neuer Lösungsansatz

So wie Beatrix aus unserem Fallbeispiel geht es vielen Menschen. Doch die gute Nachricht lautet: Was ihr gelungen ist, können auch Sie recht mühelos erreichen. Sie brauchen dazu lediglich ein bisschen Geduld, auch ein wenig Disziplin und Willensstärke, ein bisschen Zeit und ein Coaching, das auf Ihre Bedürfnisse eingeht. Und was es mit dem Coaching im Einzelnen auf sich hat, das wollen wir Ihnen nun im Folgenden verraten.

Das Feelgood-Coach-Konzept ist revolutionär. Viele Menschen versuchen nach wie vor, im Alleingang ihr Leben zu ändern, schaffen es aber nicht. Das Feelgood-Coaching macht es jedem, der abnehmen und ein wenig fitter werden will, sehr viel einfacher. Das gesamte Konzept beruht auf drei Säulen:

···> auf einer individuell angepassten Ernährung,

···> auf einem individuell angepassten Bewegungsprogramm

···> und auf einem individuell zugeschnittenen Programm.

Was das im Einzelnen bedeutet, werden wir später noch erläutern.

Coaching – ein Konzept mit Zukunft

Da immer mehr Menschen begriffen haben, dass eine Lebensstiloptimierung nur mit fachlich kompetenter Hilfe funktioniert, ist ein deutlicher Trend zum Coaching erkennbar. Während es in den USA schon relativ üblich ist, sich für bestimmte Ziele einen geeigneten Coach zu suchen, ist es in Deutschland noch eher eine Seltenheit – und in der Regel auch viel zu teuer. Einen Personal-Trainer oder Personal-Coach können sich die wenigsten leisten.

Beim Feelgood-Coach sieht das anders aus. Mit diesem Buch haben Sie die besten Voraussetzungen für eine Lebensstiloptimierung erworben. Denn durch den im Buch enthaltenen Code können Sie weiterführend mehrere Funktionen der Online-Plattform www.feelgoodcoach.net nutzen.

Zum einen erhalten Sie Zugang zur Feelgood-Coach-Community, wo sie sich mit anderen Teilnehmern austauschen können und möglicherweise sogar Ihre neuen Trainingspartner finden. Des Weiteren steht Ihnen eine Reihe namhafter Ernährungs- und Fitnessexperten sowie Psychologen mit Rat und Tat zur Verfügung. Und nicht zuletzt können Sie das Online-Coaching-Programm einen Monat vergünstigt ausprobieren.

Falls Sie danach verlängern möchten, halten sich die Kosten in einem überschaubaren Rahmen.

Der Feelgood-Coach ist ein auf wissenschaftlicher Basis entwickeltes Konzept zur nachhaltigen Gewichtsreduktion und Lebensstiloptimierung. Das Besondere dabei ist, dass der Feelgood-Coach Problemstellungen in Ihrem aktuellen Ernährungs- und Bewegungsverhalten ermittelt und Ihnen mit leicht in den Alltag zu integrierenden Zielen zu einer optimalen Lebensführung verhilft.

fallbeispiel:

Keine Diät hat geholfen – aber mit dem Feelgood-Coach hab ich's geschafft!

Ich hatte schon immer mit Übergewicht zu kämpfen. Und keine Diät hat mir geholfen, zumindest langfristig nicht – der Jo-Jo-Effekt. Das hat mich ziemlich frustriert. Auch mein Selbstwertgefühl lag am Boden. Der Feelgood-Coach hat jedoch dank des umfassenden Check-ups sofort erkannt, wo ich ansetzen muss, und mir ein maßgeschneidertes Programm erarbeitet. Das hat meinen Stoffwechsel so richtig auf Trab gebracht. Durch die insulinoptimierte Ernährung und die darauf abgestimmte Bewegung sind die Kilos nur so dahingeschmolzen. Ich habe wieder ein normales Selbstwertgefühl, kann mittlerweile auch wieder in normalen Boutiquen einkaufen. Darauf bin ich stolz. Ich bin nach wie vor völlig fasziniert und auch immer noch Mitglied, obwohl ich mein Wunschgewicht schon längst stabil halte. Auf die Infothek mit Hunderten von Fachartikeln, auf die ständig aktuellen Fachbeiträge, die große Community und den Expertenchat möchte ich nicht mehr verzichten. Irgendwie fühlt man sich wie in einer großen Familie. Alles ist sehr persönlich und sehr individuell.

Beatrix ⋯⋗
Alter: 43 // Größe: 1,69 m
Gewicht vorher: 75 kg
Gewicht nachher: 57 kg
*Gewichtsreduktion: **18 kg***

Und das Beste: Der Feelgood-Coach ist keine Diät. Sie müssen keine Kalorien zäh-

len, nicht hungern oder sich selbst kasteien, und es gibt garantiert keinen Jo-Jo-Effekt. Der Feelgood-Coach heißt so und nicht anders, weil wir Erfolg nur darin sehen, wenn sich unsere Teilnehmer auch gut fühlen – und das hat bekanntlich nichts mit Diäten und Selbstkasteiung zu tun.

zugangscode

Ihr Feelgood-Coach-Zugangscode:

gtwh-797d-d6ek

Der Check-up

Bevor Sie mit Ihrer Lebensstiloptimierung starten, beginnen Sie mit einem Check-up. Hierbei wird zunächst einmal Ihr momentaner Lebensstil analysiert. Dafür wird nicht nur Ihr aktuelles Ernährungs- und Bewegungsverhalten ermittelt, sondern auch Ihr Entspannungsverhalten, Ihre Stressbelastung und weitere wichtige Gesundheitsparameter.

Mit dem Check-up ist das Programm in der Lage, Ihre ganz persönlichen Problembereiche exakt zu ermitteln und festzulegen, wie sich diese am wirksamsten und schnellsten beseitigen lassen.

Die persönliche Analyse

Auf Basis der Check-up-Ergebnisse erhalten Sie eine detaillierte Analyseauswertung und eine konkrete Empfehlung, wie Sie

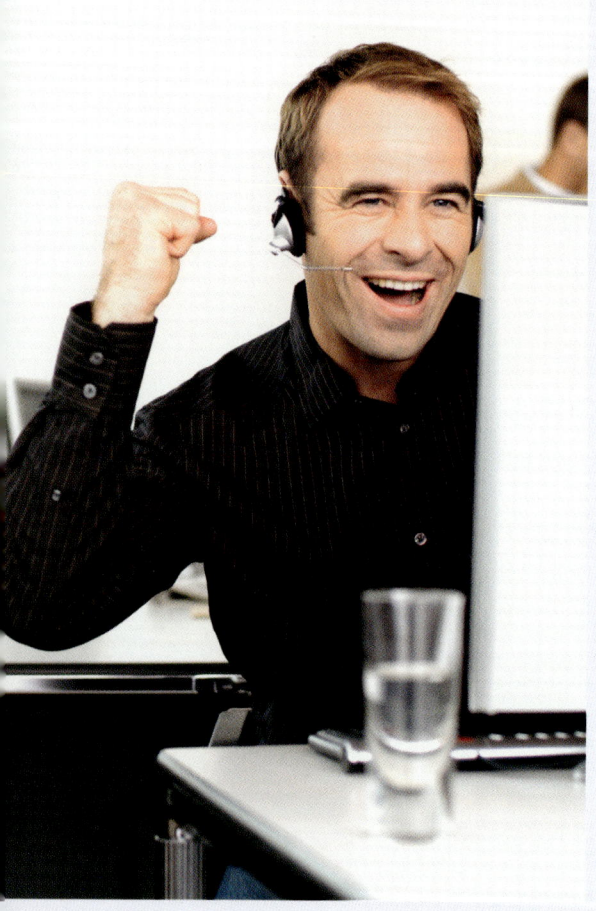

schenswert sind und wie Sie sich diesen Werten einfach und effektiv nähern können.

Die individuelle Konfiguration

Das Coaching erfolgt individuell. Sie als Teilnehmer können deshalb selbst Ihre persönlichen Ziele und Vorlieben in einem vorgegebenen Rahmen festlegen. Niemand soll sich durch das Programm in seiner Lebensqualität eingeschränkt fühlen. Selbst lieb gewonnene, aber kontraproduktive Gewohnheiten können in einem bestimmten Rahmen beibehalten und durch andere, positive Verhaltensweisen ausgeglichen werden. Ein Beispiel: Sie wissen zwar, dass Ihr Glas Rotwein am Abend nicht zielführend ist, möchten sich aber einfach nicht davon trennen? Darauf geht das Feelgood-Coach-Konzept ein. Wir bieten Ihnen dann beispielsweise an, Ihre „Ernährungssünde" mit Sport auszugleichen.

Ausschließlich Sie selbst bestimmen, wie Ihre Ziele genau aussehen sollen, wie schnell Sie Ihre Ziele erreichen wollen und wie stark die Änderungen in Ihrem Leben ausfallen dürfen. Alle Teilnehmer haben also die Möglichkeit, für sich ein Konzept zu finden, mit dem Sie sich gut fühlen und mit dem Sie trotzdem Ihre Ziele erreichen! Denn wir wissen: Nur so bleiben Sie am Ball! Während der gesamten Zeit des Coachings kann jeder Teilnehmer auf einen Blick erkennen, wo er steht und was er bisher erreicht hat. Immer wieder neue Tipps erleichtern es, sich selbst zu motivieren und seine Ziele nicht aus den Augen zu verlieren.

Detailliert sieht unser Coaching in den verschiedenen Bereichen wie folgt aus:

Ihren Lebensstil optimieren können. Eine detaillierte Auswertung Ihrer Antworten verschafft uns einen Überblick über wichtige gesundheitsrelevante Parameter. Wir stellen die analysierten Werte mit den idealerweise zu erreichenden Zielen gegenüber, erläutern Ihnen die Einzelwerte und die vorhandenen Probleme. Abschließend erhalten Sie von uns Empfehlungen, welche Zielwerte wün-

Das Ernährungscoaching

Abhängig von Ihren Check-up-Ergebnissen erhalten Sie auch einfach in den Alltag zu integrierende Ernährungsvorgaben, wobei diese exakt auf Ihr aktuelles Essverhalten zugeschnitten sind. Ganz wichtig ist uns dabei, dass Sie beim Feelgood-Coach keine Kalorien zu zählen oder Diäten einzuhalten brauchen! Im Gegenteil: An den sogenannten „Jokertagen" darf auch mal gesündigt werden. Über die Jokertage können Sie selbst bestimmen, wie schnell die Änderungen erfolgen sollen. So können Sie wählen, ob Sie sich an vier Tagen pro Woche den Vorgaben anpassen wollen, an fünf, an sechs oder gar an sieben Tagen. Wenn Sie ein Ernährungsziel erfüllt haben, erhalten Sie die nächste Ernährungsvorgabe – so lange, bis Sie Ihr persönliches Ziel erreicht und somit Ihr Ernährungsverhalten optimiert haben.

Übrigens: Im Rahmen des Ernährungsprogramms bieten wir Ihnen auch die leckersten und gesündesten Rezepte, die auf jeden Fall feinschmeckertauglich sind! Schließlich lautet die Devise: Lust statt Frust. Im letzten Kapitel finden Sie bereits einige köstliche Frühstücks-, Mittags- und Abendessensvorschläge, die Ihnen einen Vorgeschmack liefern, wie gut gesunde Ernährung schmecken kann!

Das Fitnesscoaching

Der Check-up zu Beginn ermittelt natürlich auch Ihren gegenwärtigen Fitness- und Gesundheitszustand. Die Berechnung der Trainingspläne erfolgt dann auf Grundlage modernster sportwissenschaftlicher Stan-

dards und berücksichtigt unter anderem Ihren bestehenden Fitnesslevel, Ihr Gewicht, Ihre bisher durchgeführten sportlichen Aktivitäten und passt sich immer wieder neu und dynamisch an Ihren aktuellen Trainingsstand an. Somit ist gewährleistet, dass stets im optimalen Bereich trainiert wird, sich niemand überfordert fühlt und dadurch demotiviert wird.

Auf diese Weise bringt das Fitnessprogramm viel mehr als nur Bewegung in Ihr Leben. Sie verbessern nicht nur die Funktion von Muskeln, Lunge, Herz und Kreislaufsystem. Auch Ihr psychisches Wohlbefinden wird positiv beeinflusst. Sie fühlen sich entspannt und bekommen den Kopf wieder frei, Sie fühlen sich wohl in Ihrer Haut, spüren Ihren Körper wieder und fühlen sich jünger und attraktiver. Und das strahlen Sie auch aus.

Das Kraftcoaching

Nicht nur Ausdauer gehört zu unserem Programm, auch Kraftübungen sind dabei. (Kapitel drei S. 67–71). Das Krafttraining verleiht Ihnen Power und strafft Ihren Körper. Außerdem sind Muskeln die besten Fatburner. Sie stärken Ihren Bewegungsapparat und verhindern oder beheben Rückenprobleme. Beim Kraftcoaching können Sie zwischen mehreren Programmen wählen und entscheiden selbst, ob Sie primär Ihre Kraft erhalten wollen, ob sie diese erst aufbauen oder die Figur optimieren wollen. Auch hier erfolgt die Trainingssteuerung interaktiv und basiert auf Ihrem aktuellen Fitnessstand, auf neusten Erkenntnissen und Ihren persönlichen Wünschen.

Das individuelle Coaching-programm

Sie entscheiden bei jedem Coachingziel, wie intensiv Sie dieses verfolgen möchten. Sie brauchen also keine Angst vor Horrorszenarien zu haben, nach dem Motto: „Das war die letzte Schokolade in meinem Leben, wie soll das bloß weitergehen?" Für eine gesunde Ernährung müssen Sie noch nicht einmal auf alles verzichten, was Ihnen besonders schmeckt.

Mehrere Untersuchungen haben bestätigt, dass es ausreicht, an vier Tagen pro Woche die Ernährungsregeln (s. Kapitel vier) und das Sportprogramm (s. Kapitel drei) zu beachten, um deutliche Erfolge zu erzielen. So kann man das Feelgood-Coach-Programm in folgenden Intensitäten anwenden:

Intensitätslevel 1:
an 4 Tagen das Programm,
an 3 Tagen moderat sündigen
Intensitätslevel 2:
an 5 Tagen das Programm,
an 2 Tagen moderat sündigen
Intensitätslevel 3:
an 6 Tagen das Programm,
an 1 Tag moderat sündigen
Intensitätslevel 4:
an 7 Tagen das Programm,
an keinem Tag sündigen

Natürlich können Sie auch bei Ihren Intensitätsleveln von Woche zu Woche variieren, denn wir wissen es alle: Manchmal fällt es uns sehr leicht, guten Vorsätzen treu zu bleiben (solche Phasen sollte man natürlich ausnutzen), manchmal fällt es uns dagegen etwas schwerer. Doch vier Tage pro Woche schafft jeder, auch Sie!

fallbeispiel:

Ein Programm für die ganze Familie
Als ich meinem Mann von einem erneuten Abnehmversuch berichtete, hat er nur gestöhnt: „Dann gibt es jetzt wieder tagelang nichts Vernünftiges zu essen und bringen tut's doch nichts." Als ich aber die ersten Gerichte zubereitet hatte, staunte er. Und schließlich war er so begeistert, dass er sich auch beim Feelgood-Coach angemeldet hat. Bei seinem Bauchumfang war das auch nötig. Das Ergebnis: Nach nur sechs Monaten wiege ich 14 Kilo weniger und habe nun mein Wunschgewicht. Auch bei meinem Mann hat sich der Bauchumfang messbar auf nur noch 92 Zentimeter reduziert. Er ist nun auch viel fitter und zufriedener.

Mir hat es unheimlich geholfen, dass ich anhand der Beurteilungen immer wusste, wo ich stehe, und dass ich mir jederzeit Rat holen konnte, wenn mir etwas einmal nicht so leicht fiel. Und mein Coach hatte immer die passende Strategie für mich parat. Für meinen Mann war es wichtig, dass er sich immer satt essen durfte und es im Grunde keine Verbote gab. Extrem motiviert haben ihn die Grafiken, an denen man sehr schön sehen kann, wie weit man schon gekommen ist und wo man hin möchte. Der Feelgood-Coach hat uns ein vollständig neues Lebensgefühl gegeben. Wir führen heute ein aktives und sehr viel glücklicheres Leben.

Elke ⋯⁙
Alter: 48 // Größe: 1,68 m
Gewicht vorher: 77 kg
Gewicht nachher: 63 kg
Gewichtsreduktion: **14 kg**

EXPERTEN-
GESPRÄCH

Wildor Hollmann
Univ. Prof. (mult.) Dr. med. Dr. med. h. c.

Wildor Hollmann ist der Begründer der Bewegungs-Neurowissenschaft. Der akademische
Lehrer, Wissenschaftler und Forscher der Deutschen Sporthochschule Köln gilt als Mentor der
deutschen Sportmedizin. Wildor Hollmann
ist Mitglied des wissenschaftlichen Beirats von
Despeghel & Partner und überzeugt von der
Wirksamkeit des Feelgood-Coach-Programms.

**Welchen Sinn macht eigentlich ein
Online-Coachingprogramm?**

*Immer mehr Menschen nutzen das Internet,
um sich zu informieren. Daher ist es wichtig,
die Menschen dort abzuholen, wo Sie sind –
im Internet. Genau das tut dieses Programm.*

**Welchen konkreten Nutzen kann ein
Online-Coachingprogramm den Menschen
tatsächlich bieten?**

*Im Unterschied zu Büchern, die beispielsweise
Fitnessmethoden und Ernährungsempfeh-
lungen bieten, ermöglichen Online-Coachings
eine präzise Fokussierung auf das eigentlich
Wichtige: den Coachingprozess. Denn Infor-
mationen allein reichen in den wenigsten
Fällen aus, um über Jahrzehnte gefestigte Er-
nährungs- und Bewegungsmuster zu verändern.
Um tatsächlich Verhaltensmodifikationen
beim Einzelnen zu bewirken, bedarf es in der
Regel begleitender Unterstützung, wie es
Coachings leisten.*

**Ein starker Wille reicht also nicht, um
schlanker und fitter zu werden?**

*Willensstärke ist zwar wichtig. Doch noch we-
sentlicher ist es, dass Teilnehmer derartiger Pro-
gramme sehr individuell beraten und betreut
werden. Neben der eigentlichen Methode sind somit Quantität und Qualität der Beratung wie der
Betreuung die zentralen Erfolgsfaktoren, die die
Wirksamkeit von Coachings maßgeblich beeinflussen.*

Warum ist die Betreuung so wichtig?

*Wir Menschen sind nun mal von Natur aus trä-
ge. Die kontinuierliche Betreuung von Menschen,
die abnehmen und fitter werden wollen, stellt sicher, dass sie dauerhaft ihre Fitness- bzw. Ernährungsempfehlungen umsetzen und letztlich ihre
persönlichen Ziele erreichen.*

**Reicht es nicht, wenn sich Bekannte und Freun-
de wechselseitig unterstützen und motivieren?**

*Das Dabei- und Dranbleiben wird durch das so-
ziale Element deutlich erleichtert, zweifelsohne.
Der Austausch von Erfahrungen und die Kom-
munikation untereinander ist daher ein tragen-
des Element des Feelgood-Coach-Programms.
Ebenso wichtig aber sind die konkreten Anleitun-
gen von Expertenseite, die wissenschaftlich stets
auf dem neuesten Stand sein sollten.*

**Welche Bedeutung hat Interaktivität für
Coachingprogramme?**

*Eindeutig eine Stärke des Coachings ist es, dass
die Empfehlungen für den Teilnehmer sich abhängig von den individuellen Übungs- und Er-
nährungsfortschritten kontinuierlich anpassen
lassen. Dazu muss jedoch das Coachingpro-
gramm interaktiv konzipiert sein.*

Machen Sie die Probe aufs Exempel!

Sind Sie vom Konzept des Feelgood-Coach überzeugt? Falls Ihnen noch ein kleines bisschen Motivation fehlt, machen Sie doch einmal folgenden Test. Danach werden Sie sich vielleicht endgültig für eine Lebensstiloptimierung entscheiden.

IHR BIOLOGISCHES ALTER

Unser tatsächliches Alter hängt nicht allein von unserem Geburtstag ab – unsere Lebensweise trägt einen erheblichen Anteil zum biologischen Alter bei. Kreuzen Sie pro Frage immer nur eine Antwort an. ⋯⋱

Mein biologisches Alter

1) *„Ich bin ein optimistischer Mensch und lasse mich nicht so schnell aus der Ruhe bringen."*
(Welche Aussage trifft am ehesten auf Sie zu?)

— Stimmt. Ich kann jedem Tag die schönen Seiten abgewinnen und mein Leben genießen.

— Das Glas ist für mich schon öfters halb leer statt halb voll, obwohl ich mich bemühe, das anders zu sehen.

— Ich würde mich nicht als optimistisch bezeichnen. Gibt ja auch wenig Grund dazu.

2) *„Auch wenn ich viel zu tun habe – Entspannung muss sein!"*
(Welche Aussage trifft am ehesten auf Sie zu?)

— Ja, das stimmt. Mindestens fünfmal die Woche nehme ich mir Zeit zur Entspannung.

— Ich schaffe das ein- oder zweimal die Woche.

— Ich habe einfach zu viel zu tun.

3) Lassen Sie die Arbeit im Büro und haben Sie ausreichend Freizeit?

— Meine Freizeit ist mir sehr wichtig. Ich habe dafür feste Zeiten reserviert. **+2**

— Ich nehme mir oft Arbeit mit nach Hause und muss leider oft abends und auch am Wochenende arbeiten. **-2**

4) Haben Sie gute Freunde oder Kollegen, mit denen Sie Ihren Kummer besprechen können?

— Ja, zum Glück! **+2**

— Leider nicht, aber ich schaffe es, auch alleine klarzukommen. **-2**

5) Wie reagieren Sie, wenn Sie wütend sind oder verärgert?

— Wenn ich mal Ärger mit jemandem habe, versuche ich aktiv, die Ursache aus der Welt zu räumen. Schließlich kann man ja über alles reden. **+2**

— Ich streite mich nicht gerne und versuche, Konflikte zu vermeiden. Manchmal rumort es aber ein paar Tage in mir. **-2**

— Ein Wutausbruch ab und an ist in Ordnung. Schließlich muss man auch mal Dampf ablassen und nicht alles in sich hineinfressen. **-2**

6) Sind Sie ausgeglichen und optimistisch?

— Ja, das kann man so sagen. **+2**

— Manchmal fühle ich mich total erschöpft. Meistens aber schaffe ich es, mich wieder aufzuraffen. **-1**

— Bisweilen habe ich so meine Tiefpunkte, bin deprimiert und verzage. **-2**

7) Wie sieht Ihre Lebenssituation aus?

— Ich habe einen festen Partner. **+1**

— Ich habe Familie und Kinder. **+2**
— Ich lebe seit mehr als drei Jahren alleine. **-2**

8) Haben Sie in den letzten zwei Jahren mit Schicksalsschlägen zu kämpfen gehabt? *(Todesfall, große finanzielle Probleme, Scheidung)*

— Ja. **-1**

— Nein. **0**

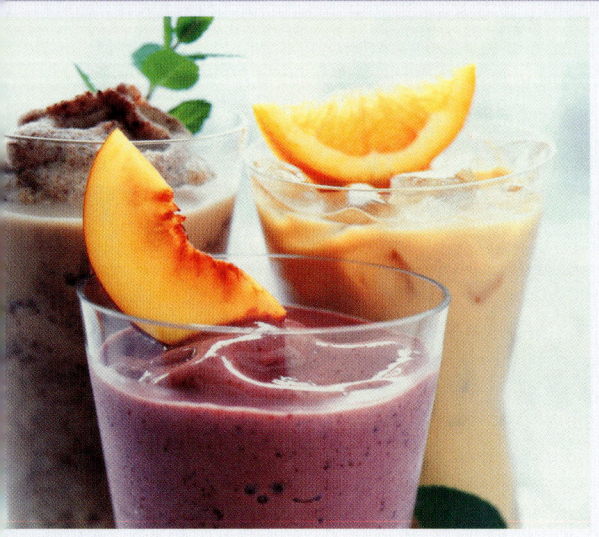

— In meinem Beruf ist viel Kreativität und Flexibilität gefordert. **+3**

— Ich habe ein kreatives Hobby (z. B. Sprachen lernen, Musizieren, Gartenarbeit, Basteln). **+2**

11) Wir ernähren Sie sich?

— Ich ernähre mich fast vegetarisch, esse viel Obst und Gemüse, wenig Fleisch und Süßes. **+3**

— Ich brauche zwischendurch immer mal wieder was Süßes zum Naschen. **-2**

— Fleisch, Wurst und Milchprodukte stehen bei mir täglich auf dem Tisch. Schmeckt mir einfach am Besten. Ansonsten alles, was mir eben schmeckt, frische Sachen eher selten. **-3**

— So oft es geht, gibt es Obst, Gemüse und Fisch. Mageres Fleisch gibt es ungefähr zweimal pro Woche. **+2**

9) Sind Sie mit Ihrem Sexualleben zufrieden?

— Nein, nicht wirklich. **-2**

— Ja, sehr. **+2**

— Es ist okay. **+1**

10) Was tun Sie für Ihre grauen Zellen?

— In meiner Freizeit sehe ich am liebsten fern. Da lernt man manchmal auch was. **-1**

— Immer, wenn ich ein bisschen Zeit habe, lege ich mich hin und ruhe mich aus. **+1**

12) Haben Sie nach einer Diät schon den Jo-Jo-Effekt zu spüren bekommen?

— Dummerweise ja und auch schon mehr als einmal. **-2**

— Nein. **+2**

13) Trinken Sie genug?

— Wahrscheinlich trinke ich zu wenig
Wasser. Wenn ich durstig bin, trinke
ich auch schon mal Kaffee, Bier
oder Limonaden. **-2**

— Ich nehme oft zu wenig Flüssigkeit
zu mir. **0**

— Ich trinke mindestens 1,5 Liter
Wasser, Saftschorlen oder
Kräutertee pro Tag. **+3**

14) Rauchen Sie?

— Nein. Oder: Ich habe vor über
zehn Jahren aufgehört. **+3**

— Ja, mehr als zehn Zigaretten
pro Tag. **-7**

— Ja, mehr als fünf Zigaretten
pro Tag. **-3**

— Ja, aber sehr selten und weniger als
fünf Zigaretten pro Tag. **-1**

15) Wie groß ist Ihr Bauchumfang?
Bei Frauen:

— Unter 80 Zentimeter. **+5**

— Zwischen 80 und 88 Zentimeter. **+3**

— Über 88 Zentimeter. **-7**

Bei Männern:

— Über 102 Zentimeter. **-7**

— Zwischen 94 und 102 Zentimeter. **+3**

— Unter 94 Zentimeter. **+5**

16) Wie sieht Ihr Alkoholkonsum aus?

— Alkohol entspannt mich am Abend.
Darauf möchte ich nicht verzichten. **-3**

— Unter der Woche trinke ich zwar
nichts, aber am Wochenende können
es schon mal ein paar Gläser sein. **+1**

— Ich trinke abends gerne mal ein Glas
Rotwein. Andere alkoholische
Getränke nehme ich nie zu mir. **+3**

17) Schlafen Sie gut?

— Leider nicht. Ich neige zu
Schlafproblemen. **-3**

— Berufsbedingt habe ich einen
wechselhaften Rhythmus und schlafe
oft tagsüber. **-2**

— Ich gehe meist um 23.00 Uhr zu Bett
und schlafe rund acht Stunden tief
und fest. **+2**

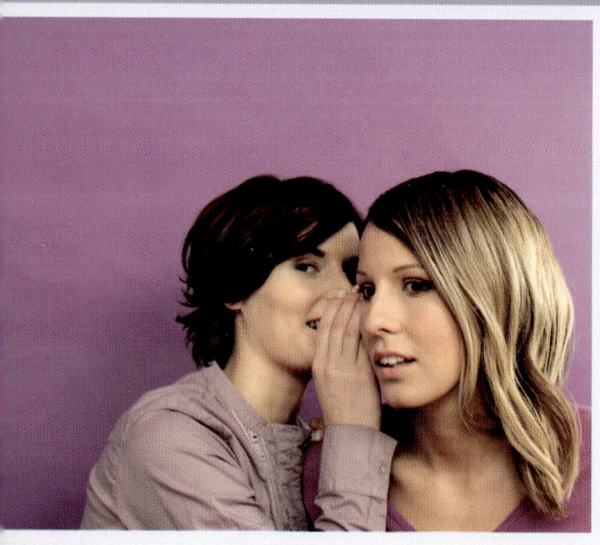

19) Mögen Sie Sonnenbäder?

— Ich gehe schon gerne in die Sonne. Aber ich vermeide die starke Mittagshitze und benutze immer Sonnencreme. **+1**

— Ich gehe fast nie in die Sonne. **-1**

— Ich finde mich braun gebrannt einfach attraktiver. Zum Glück brauche ich auch keinen Sonnenschutz. **-2**

18) Nehmen Sie häufig Schmerzmittel, Antibiotika oder andere Medikamente?

— Nur, wenn meine Beschwerden nach drei Tagen nicht abgeklungen sind. Also ungefähr zweimal im Jahr. **0**

— Nein, ich setze auf alternative Heilmethoden und einen gesunden Lebensstil. **+2**

— Ja, doch. Wenn ich Kopfschmerzen habe oder es mir ansonsten nicht gut geht. Im Schnitt greife ich einmal im Monat zu Tabletten. **-2**

20) Achten Sie auf Ihre Gesundheit?

— Ich weiß, dass ich deutlich gesünder leben könnte, aber was soll schon groß passieren? **-2**

— Ich achte auf meine Gesundheit, lebe ausgewogen und gehe regelmäßig zu Vorsorgeuntersuchungen. **+3**

— Wenn ich krank bin, gehe ich zum Arzt und schone mich. **+1**

— Ich war noch nie bei einer Vorsorgeuntersuchung und habe auch noch nie einen Gesundheitscheck gemacht. **0**

21) Sind Sie mit Ihrem Berufsleben zufrieden?

— Ja, auf jeden Fall. **+2**

— Nicht so richtig. Manchmal träume ich davon, was ganz anderes zu machen. **-1**

— Nein, überhaupt nicht. **-2**

22) Wie alt wurden Ihre Großeltern?

— Alle unter 75 Jahre. **-2**

— Alle über 75 Jahre. **+3**

— Zwei über 75 Jahre. **+1**

23) Gibt es in Ihrer Verwandtschaft Herz-Kreislauf-Erkrankungen, starkes Übergewicht, Krebs, Diabetes Typ 2 oder eine andere chronische Erkrankung?

— Ja. **-2**

— Nein. **0**

24) Wie oft pro Woche treiben Sie für mindestens 30 Minuten Ausdauersport ?
(Laufen, Walken, Radfahren, etc.)

— Gar nicht. **0**

— Drei- bis viermal. **+4**

— Ein- bis zweimal. **+2**

25) Machen Sie Krafttraining?

— Ja, zwei- bis dreimal pro Woche. **+3**

— Hin und wieder, aber ehrlich gesagt: eher selten. **+1**

— Nein, Muskeltraining habe ich in den letzten Jahren nicht gemacht. **0**

26) *Legen Sie sich hin und entspannen Sie sich. Dann messen Sie im Liegen Ihren Ruhepuls. Umfassen Sie dafür mit Daumen und Zeigefinger Ihr Handgelenk. Mit dem Daumen spüren Sie Ihre Herzfrequenz.* **Wie oft schlägt Ihr Herz in der Minute?**

— Seltener als 50-mal. **+2**

— Zwischen 50- und 70-mal. **0**

— Häufiger als 70-mal. **-2**

27) *Zum Schluss ein kleiner Ausdauertest. Sie brauchen zwei Treppenstufen. Steigen Sie drei Minuten lang 90-mal auf und ab, immer links und rechts abwechselnd. Danach messen Sie Ihren Belastungspuls. Ziehen Sie von diesem Wert Ihren Ruhepuls ab.* **Die Differenz ergibt ...**

— einen Wert über 70. **-2**

— einen Wert zwischen 60 und 70. **0**

— einen Wert unter 60. **+2**

....

28) Wie beweglich sind Sie?
Versuchen Sie, Ihre Fingerspitzen hinter dem Rücken zusammenzuführen. Führen Sie dazu einen Arm über den Kopf, mit dem anderen greifen Sie nach hinten und oben.

— Meine Fingerspitzen berühren sich. **+1**

— Ich kann meine Finger sogar übereinanderlegen. **+2**

— Nein, ich schaffe es nicht. Zwischen den Fingern bleibt eine Lücke. **-2**

Meine Punkteanzahl

Auswertung:

Zählen Sie alle Punkte zusammen und teilen Sie sie dann durch Ihren Altersdivisor, den Sie an nachfolgender Tabelle ablesen können:

Testauswertung/ Ihr biologisches Alter

Altersgruppe	Altersdivisor
Bis 30 Jahre	7
Zwischen 31 und 40 Jahre	9
Zwischen 41 und 50 Jahre	11
Zwischen 51 und 60 Jahre	13
Zwischen 61 und 70 Jahre	15
Über 70 Jahre	17

Wenn Sie nun Ihre Gesamtpunktzahl durch den Altersdivisor geteilt haben, erhalten Sie die Differenz zwischen Ihrem biologischen und Ihrem chronologischen Alter. Ein positives Ergebnis dürfen Sie von Ihrem chronologischen Alter abziehen, ein negatives müssen Sie hinzuaddieren.
Ein Beispiel: Sie sind 45 Jahre alt und kommen auf 20 Punkte. Teilen Sie nun 20 durch 11, das ergibt gerundet 1. Sie dürfen also ein Jahr von Ihrem chronologischen Alter abziehen und gehören damit zu Typ A.

Typ A (–1 bis –7 Jahre)

Glückwunsch! Sie können mit sich und Ihrem Gesamtzustand zufrieden sein! Sie können von Ihrem tatsächlichen Alter ein oder sogar mehrere Jahre abziehen, Sie sind biologisch also jünger als Ihr chronologisches Alter vermuten lässt. Machen Sie weiter wie bisher, Sie sind auf dem richtigen Weg.

Typ B (+1 bis +3 Jahre)

Sie wissen, dass Sie etwas mehr für sich und Ihre Gesundheit tun könnten. Damit Sie sich besser fühlen, leistungsfähiger und ausgeglichener sind. Vielleicht waren Sie früher auch sportlicher, schlanker und dynamischer und sind durch Ihren Beruf oder die Familie ein wenig aus dem Tritt gekommen. Es braucht aber gar nicht so viel, um wieder in Form zu kommen!

Typ C (+4 bis +6 Jahre)

Sie sind schon ziemlich lange mit Ihrem Gewicht, Ihrer Fitness und Ihrem Aussehen unzufrieden. Und Sie bezweifeln langsam, jemals die Kurve zu kriegen. Wie soll das auch gehen, bei dem Stress, den Sie haben? Versuchen Sie es in keinem Fall mit Radikalkuren. Besser ist es, realistische Ziele zu setzen, die Sie Stück für Stück auf den richtigen Weg bringen.

Typ D (+7 bis +10 Jahre)

Es ist nie zu spät, etwas zu ändern! Informieren Sie sich: Selbst, wenn Sie noch nie Sport getrieben haben, gibt es auch für Sie eine Sportart, die Ihnen Freude bereiten wird. Setzen Sie sich aber nicht durch zu hohe Ziele unter Druck. Suchen Sie sich Unterstützung, denn eingeschliffene Gewohnheiten abzustellen braucht etwas Zeit und fällt gemeinsam leichter.

Der Feelgood-Coach-Tipp

Wenn Sie an Ihrer Lebens- oder Ernährungsweise etwas ändern wollen, dann ist dies genau der richtige Zeitpunkt. Verschieben Sie es nicht auf morgen, sondern starten sie heute. Je eher Sie damit beginnen, desto eher haben Sie Ihre Ziele erreicht. Für das, was Sie bekommen, sei es endlich Ihre Traumfigur oder ein besseres Allgemeinbefinden, haben Sie einen verhältnismäßig geringen Einsatz. Und denken Sie immer daran: Sie stehen nicht allein da. Der Feelgood-Coach hilft Ihnen.

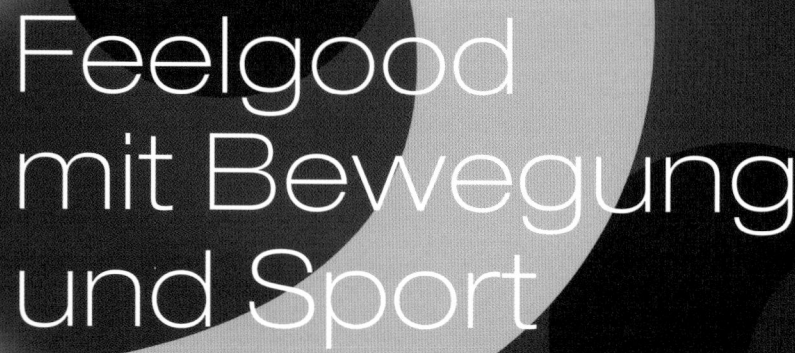

Feelgood mit Bewegung und Sport

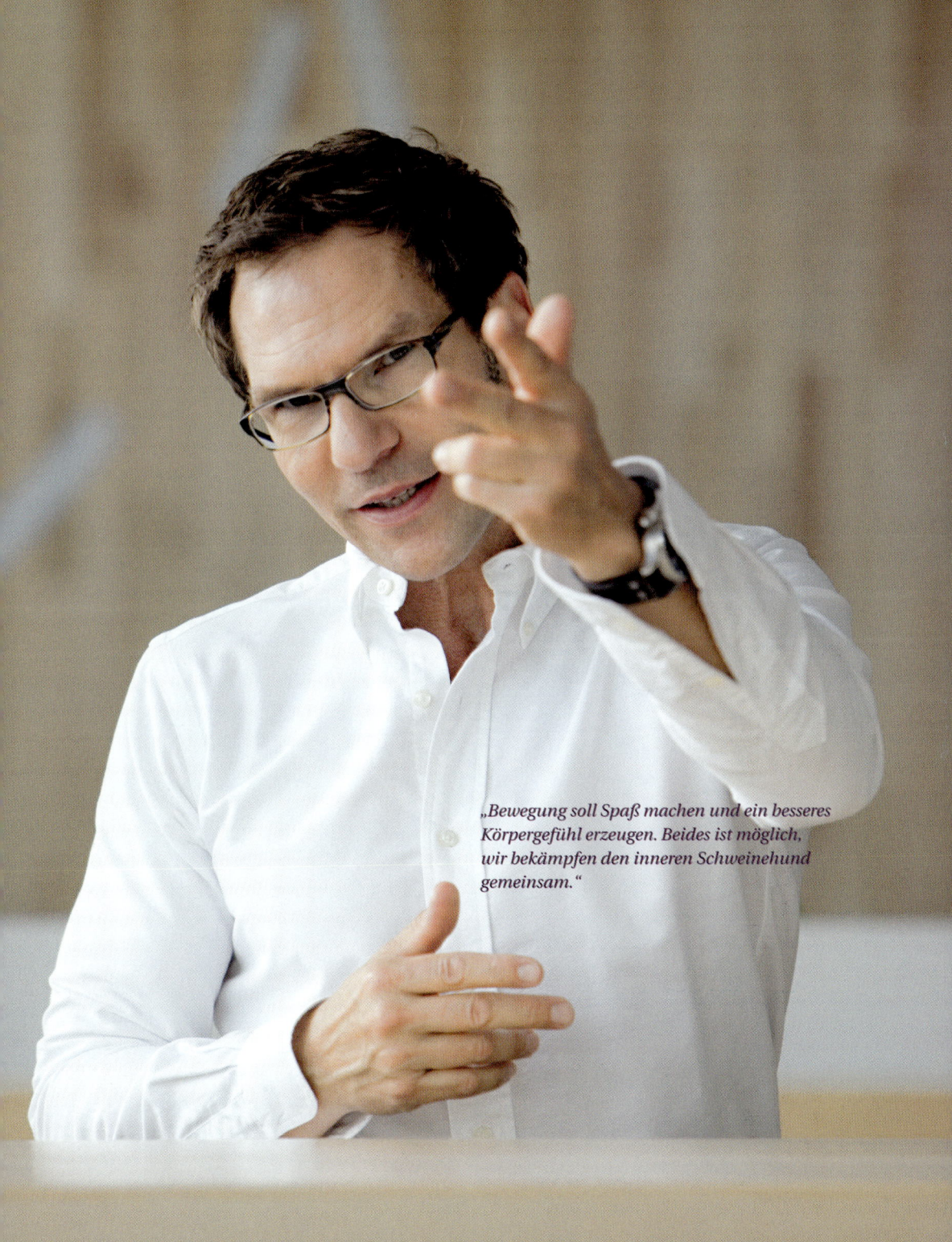

„Bewegung soll Spaß machen und ein besseres Körpergefühl erzeugen. Beides ist möglich, wir bekämpfen den inneren Schweinehund gemeinsam."

Durchbrechen Sie den Teufelskreis

Sich wohlfühlen, gut aussehen, wach und mit sich und der Welt im Reinen sein – das sind nur einige der wohltuenden Wirkungen, die Sport und Bewegung mit sich bringen. Warum das so ist? Weil wir Menschen von Natur aus darauf programmiert sind, uns zu bewegen. Für die moderne – also weitestgehend reglose – Lebensweise sind unser Körper und unsere Psyche von Natur aus nicht ausgelegt.

Ein Tag im Leben einer Couch-Potato

Erstmalig in der Geschichte der Menschheit besteht heutzutage keine Notwendigkeit mehr, sich zu bewegen. Wir können (fast) alles mit einem Minimum an körperlicher Aktivität ausüben. Untersuchungen zufolge verbringt ein durchschnittlicher Angestellter heute neun Stunden überwiegend sitzend im Büro, sieben Stunden liegend in der Nacht sowie vier Stunden sitzend während der Fahrt ins Büro oder wieder zurück nach Hause, während des Frühstücks und Abendessens und der allabendlichen Entspannung auf dem Sofa. Das macht zusammen rund 20 Stunden Bewegungslosigkeit. Wenn unsere Vorfahren vor rund 40.000 Jahren so gelebt hätten, wären sie verhungert.

Alte Gene – moderne Zeiten

Um an Nahrung zu kommen, musste ein Nomade bei der Jagd und beim Pflanzensam-

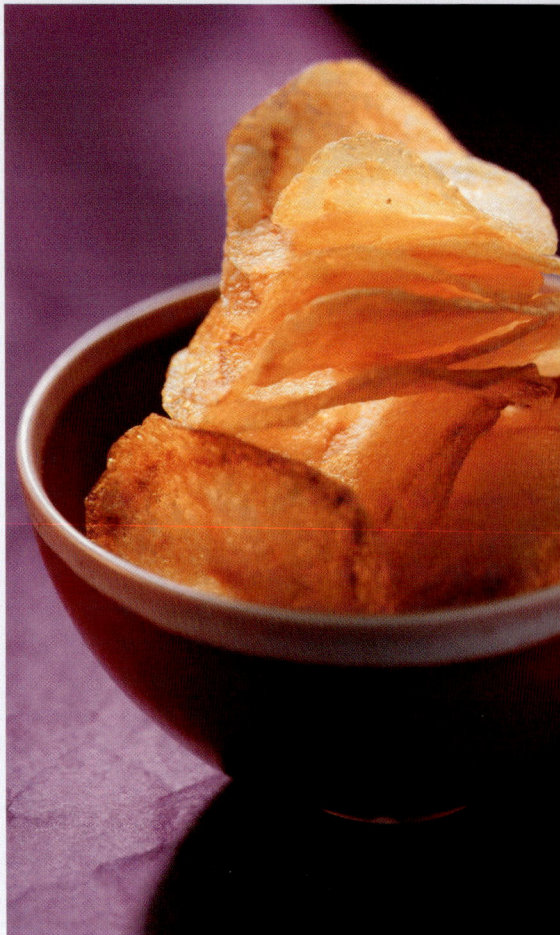

meln täglich 20 bis 30 Kilometer zurücklegen. Er war also ständig in Bewegung. Auf seinem Speiseplan standen neben Fleisch, also tierischem Eiweiß, Wurzeln, Kräuter, Wildgemüse und Wildobst. Im Winter oder in Dürreperioden war eine ausreichende Versorgung mit einer derartigen Kost nicht immer gewährleistet, also hatte sich sein Körper an solche Hungerperioden anpassen müssen: In Zeiten von Überfluss legte er Fettreserven an, von denen er in Zeiten des Mangels zehren konnte. Zudem drosselte er in Notzeiten seinen Grundumsatz so gut es ging. In Zeiten des Nahrungsmangels lief er sozusagen auf Sparflamme.

Im Laufe der Geschichte wurden aus Nomaden Ackerbauern. Aber auch das Leben eines Ackerbauern ging mit einer hohen körperlichen Belastung einher. Die Zeitspanne, seit der die Menschheit körperlich kaum noch beansprucht wird, ist in der Gesamtentwicklung der Menschheit gesehen ein Wimpernschlag – und somit viel zu kurz, um eine körperliche Anpassung an die geänderten Lebensbedingungen herstellen zu können.

Die Folge: Wir kommen mit dem permanent verfügbaren Nahrungsangebot und der drastischen Bewegungsreduktion einfach nicht zurecht. Wir hinken mit unserer „alten" genetischen Ausstattung dieser modernen Entwicklung hinterher. Unsere genetische Ausstattung ist für ganz andere Verhältnisse konstruiert. Die Folgen sind die typischen Wohlstandskrankheiten und Übergewicht. Um diese Probleme in den Griff zu bekommen, müssen wir folglich an beiden Stellschrauben drehen: der Bewegung und der Ernährung. Und auf diesen beiden Säulen basiert auch unser Feelgood-Coach-Programm.

Sport – eine der besten Therapieformen

Wie Sie in Kapitel zwei bereits erfahren haben, geht es uns nicht darum, Sie zu sportlichen Höchstleistungen anzutreiben,

sondern vielmehr darum, durch eine regelmäßige Bewegung den Erhalt der körperlichen Fitness anzustreben beziehungsweise ein gesundes Maß an Fitness und Kraft wiederherzustellen.

Es ist wissenschaftlich erwiesen, dass der körperliche Alterungsprozess spätestens mit dem 35. Lebensjahr einsetzt, was nichts anderes bedeutet, als dass der Körper abbaut. Die Muskelmasse wird weniger, dafür wird schneller Fett aufgebaut, die Knochen verlieren an Stabilität, der Kreislauf wird träger. Wir kommen morgens schlechter in Schwung, sind psychisch nicht mehr so belastbar und fühlen uns nach körperlichen oder nervlichen Beanspruchungen schneller angeschlagen.

Das Beste, was man tun kann, um diesen Prozess zu verlangsamen, ist nachgewiesenermaßen Bewegung, ein passendes Sportprogramm. Denn es ist zwar schön, dass wir alle immer älter werden als noch vor 100 Jahren, aber wir wollen doch auch etwas davon haben. Fangen Sie also am besten noch heute damit an, Ihr Leben bewegter zu gestalten! Sie tun es nicht nur für Ihr momentanes Wohlbefinden. Sport ist auch die beste Altersvorsorge!

Der renommierte Sportwissenschaftler und Kardiologe Prof. Dr. Dr. W. Hollmann vergleicht Sport mit einem Medikament, das, wenn es in Tropfenform auf dem Markt wäre, zum Medikament des Jahrhunderts avancieren würde. Die Heilwirkung von Sport ist nämlich unschlagbar und bei richtiger Anwendung gibt es auch keine unerwünschten Nebenwirkungen.

11 gute Gründe für Sport und Bewegung ⋯⟩

⋯⟩ Stütz- und Bewegungsapparat

Ihr gesamter Stütz- und Bewegungs-apparat wird Ihnen jede Minute, die Sie zusätzlich in Bewegung investieren, danken. Die Muskeln werden besser durchblutet, Bänder und Sehnen elastisch gehalten. Durch die Stärkung der Knochenstruktur wird Bandscheiben- und Haltungsschäden vorgebeugt und das Risiko von Frakturen und Osteoporose gesenkt.

⋯⟩ Psyche

Durch Sport- und Bewegung werden Stresshormone abgebaut. Zudem werden bei körperlicher Aktivität stimmungsauf-hellende Neurotransmitter freigesetzt, was zu einer allgemeinen Verbesserung der Stimmungslage beiträgt. Durch den Abbau von Stresshormonen können wir besser schlafen, und der Körper kann nachts ungestört seinen Regenerations-arbeiten nachkommen.

⋯⟩ Immunsystem

Ein regelmäßiges moderates Ausdauer-training senkt nachweislich die Infektrate der oberen Luftwege. Zudem wird das Risiko von Krebserkrankungen, beson-ders das Darmkrebsrisiko, signifikant gesenkt.

⋯⟩ Konzentrationsfähigkeit

Sport und Bewegung steigern die Durch-blutung des Gehirns, auf diese Weise wird auch unsere Konzentrations- und Merkfä-higkeit gesteigert.

⋯⟩ Herz-Kreislauf-System

Bluthochdruck ist ein entscheidender Risi-kofaktor für Herz-Kreislauf-Erkrankungen. Durch regelmäßige Bewegung wird der Blutdruck dauerhaft gesenkt. Die Fließei-genschaften des Blutes und die Pump-leistung des Herzens werden verbessert, und somit verringert sich auch die Gefahr zur Blutgerinnselbildung, sprich Throm-bose, Schlaganfall- oder Herzinfarktrisiko nehmen deutlich ab.

⋯⟩ Lunge und Atmung

Durch Ausdauersport kann das Lungen-volumen um ca. 30 Prozent gesteigert und die Atemmuskulatur gestärkt wer-den. Außerdem steigen die Sauerstoff-Aufnahmekapazität der Lunge und die Sauerstoff-Transportkapazität der roten Blutkörperchen.

⋯⟩ Fettstoffwechsel und Fettgewebe

Besonders durch Ausdauersport lässt sich der Fettstoffwechsel günstig beeinflussen.

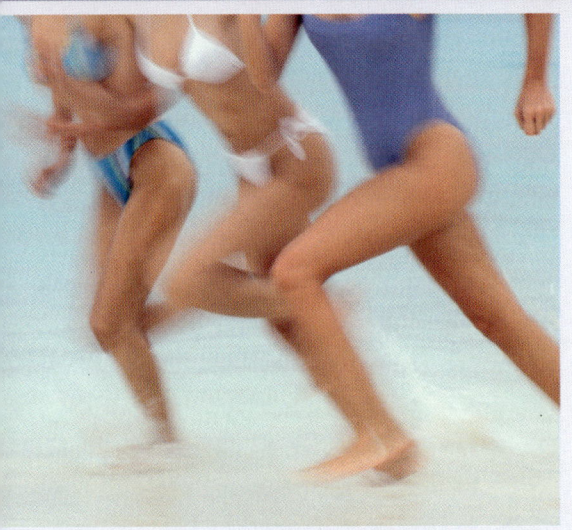

⋯⋮ Gewichtsreduktion

Mit Sport und Bewegung erhöhen wir den Energieverbrauch. Auf diesem Weg kann eine Normalisierung des Körpergewichts erzielt werden. Hinzu kommt, dass durch eine Steigerung der Muskelmasse in unserem Körper auch der Grundumsatz steigt. Ziel sollte sein, dass wir pro Tag rund 500 Kalorien durch Sport und Bewegung verbrauchen.

⋯⋮ Lebensqualität

Insgesamt wird durch Sport die Lebensqualität immens gesteigert. Wegen der negativen Auswirkungen auf die Leistungsfähigkeit wird in Sportlerkreisen meist auch weniger geraucht und die Lust an leichter, frischer Kost geweckt.

Der Triglyceridspiegel wird schnell und deutlich gesenkt, zudem verbessert sich das Verhältnis von HDL und LDL. Außerdem wird durch Sport die Fettverbrennung angeregt.

⋯⋮ Darmtätigkeit

Durch Bewegung und Sport wird die Darmtätigkeit positiv beeinflusst. Es kommt seltener zu Verstopfungen und Blähungen.

⋯⋮ Zuckerstoffwechsel

Durch Sport und Bewegung kann der Insulinspiegel gesenkt und der Blutzuckerspiegel normalisiert werden. Besonders Ausdauersport ist geeignet, einem Diabetes Typ 2 vorzubeugen.

Sport verbessert also nicht nur die Leistungsfähigkeit, sondern senkt auch das Risiko für viele Krankheiten. Doch es gilt: Jede Bewegung ist wichtig! Um auf einen wünschenswerten Kalorienumsatz von rund 2000 Kalorien pro Woche zusätzlich zum Grundumsatz zu kommen, sollte auch jede Bewegungsmöglichkeit im Alltag genutzt werden, denn auch viele kleine Bewegungseinheiten sind in ihrer Addition wirksam. Die Devise lautet: Integrieren Sie in Ihren Alltag so viel Bewegung wie möglich, denn auch kleine Schritte bringen Sie dem Ziel näher!

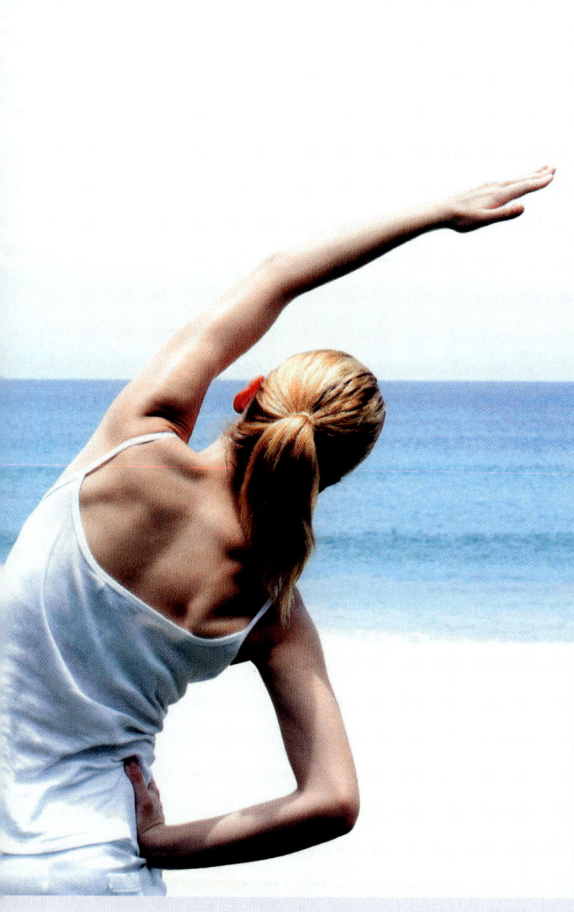

10 Tipps für mehr Bewegung im Alltag ⤙

⤙ **1**

Steigen Sie immer eine Haltestelle zu früh oder zu spät aus oder parken Sie Ihr Auto weit genug von Ihrem eigentlichen Ziel entfernt. Den Weg dorthin sollten Sie dann in einen zügigen Spaziergang verwandeln.

⤙ **2**

Nehmen Sie jede Treppe, die sich Ihnen bietet. Verzichten Sie auf Rolltreppen und Aufzüge. Auch Förderbänder, zum Beispiel auf Messen oder Flughäfen, sollten in Zukunft tabu sein.

⤙ **3**

Erledigen Sie möglichst viel selbst. Bringen Sie selbst den Müll nach unten, wenn er voll ist, holen Sie selbst einen Kasten Wasser, hängen Sie selbst die Gardinen ab.

⤙ **4**

Erledigen Sie kleine Botengänge in der Firma selbst: Gehen Sie also selbst zum Postraum und legen Sie Ihre Post nicht einfach in das dafür vorgesehene Körbchen auf Ihrer Etage. Klären Sie auch die eine oder andere Frage persönlich und nicht über E-Mail. Der positive Nebeneffekt: Sie steigern nicht nur Ihr Bewegungspensum, sondern verbessern auch das Verhältnis zu den Kollegen.

⤙ **5**

Gehen Sie zum Mittagessen nicht in die hauseigene Kantine, sondern nutzen Sie die Zeit für einen zügigen Spaziergang an der frischen Luft. Essen Sie unterwegs ein selbst gemachtes Sandwich oder später im Büro etwas, das Sie zu Hause frisch zubereitet haben.

⤙ **6**

Räumen Sie alle Dinge nach Gebrauch wieder an ihren Platz zurück, zum Beispiel Akten, Dinge aus dem Keller oder vom Dachboden.

···⟩ 7

Stellen Sie sich morgens beim Zähneputzen nur auf ein Bein! So verbessern Sie Ihre Koordinationsfähigkeit und beugen damit Stürzen oder Verletzungen vor. Außerdem ist es ein einfaches Krafttraining für Ihre Oberschenkel- und Pomuskulatur.

···⟩ 8

Abends beim Zähneputzen sollten Sie sich angewöhnen, zehnmal die Pomuskulatur so fest es geht anzuspannen und die Spannung 15 Sekunden zu halten. Auf diese Weise stärken Sie die Gesäßmuskulatur und entlasten die Lendenwirbelsäule.

···⟩ 9

Lassen Sie immer häufiger das Auto stehen und satteln Sie um aufs Fahrrad. Auch mit einem Fahrrad lassen sich viele Wege zurücklegen. Mit Satteltaschen können Sie sogar Ihre Einkäufe umwelt- und bewegungsbewusst erledigen.

···⟩ 10

Im Büro hilft Ihnen oft ein kleines Dehnprogramm über die Runden: Stellen Sie sich gerade hin und verhaken Sie Ihre Finger vor der Brust. Nun ziehen Sie die Ellenbogen maximal auseinander. Dabei atmen Sie ganz normal weiter. Machen Sie diese Übung fünfmal und halten Sie die Spannung 15 Sekunden lang. So werden Sie nicht nur in kürzester Zeit wieder frisch, sondern stärken auch die obere Rumpf- und Schultergürtelmuskulatur, stabilisieren die Wirbelsäule und beugen Haltungsschäden vor.

Um die Bewegung im Alltag tatsächlich zu steigern, ist es zu Beginn hilfreich, sich seine Tagesziele genau zu überlegen. Nehmen Sie sich also morgens beim Tee oder Kaffee die Zeit, und überlegen Sie genau, wo Sie an dem betreffenden Tag Bewegung einbauen können. Sie treffen sich heute nach der Arbeit noch mit einer Freundin? Überlegen Sie sich, an welcher U-Bahn- oder Straßenbahnstation Sie vorher aussteigen können. Und ziehen Sie Schuhe an, mit denen Sie gut gehen können. Oder wollten Sie nach der Arbeit noch einkaufen? Dann fahren Sie erst nach Hause und nehmen Sie dann das Rad.

In der Übergangsphase, also in jener Phase, in der Sie Ihre Gewohnheiten umstellen, bedarf es einer gewissen Planung – bis Sie Ihre neuen Bewegungsgewohnheiten schließlich verinnerlicht haben. Nutzen Sie auch hierzu die Website www.feelgood-coach.net und holen Sie sich dort noch weitere wichtige Tipps und Ideen.

Die Energieverbrauchs-Formel

Unser tatsächlicher Energieverbrauch setzt sich aus dem Grundumsatz und dem Leistungsumsatz zusammen. Der Grundumsatz steigt mit einem Zuwachs von Muskelmasse, der Leistungsumsatz steigt durch einen Zuwachs an Bewegung und Sport.

Jede zusätzliche Bewegung im Alltag ist sinnvoll und wichtig. Darüber hinaus sollte allerdings zusätzlich noch ein Ausdauer- und Krafttraining absolviert werden. Nur so werden Sie die rund 2000 durch Bewegung verbrannten Kalorien pro Woche erzielen und nur so werden Sie auf Dauer Ihren Grundumsatz steigern können. Doch was versteht man eigentlich unter dem Grundumsatz?

Der Grundumsatz

Mit Grundumsatz bezeichnet man jene Energie, die ein Körper im Ruhezustand verbrennt. Dies kann je nach Alter, Geschlecht und vor allem je nach Fitnessgrad erheblich variieren. Bei niedrigen Temperaturen steigt unser Grundumsatz, während wir schlafen, sinkt er. Unser Ziel ist es, den jeweiligen Grundumsatz auf ein möglichst hohes Niveau zu bringen und dort zu halten. Dies ist zum einem mit einer ausgewogenen Ernährung möglich, zum anderen mit einem Zuwachs an Muskelmasse.

Muskeln benötigen nämlich Energie, und zwar auch in Ruhephasen, weshalb der Grundumsatz mit einem Zuwachs von Muskelmasse steigt.

Auch der klassische Jo-Jo-Effekt nach einer Diät hat viel mit dem jeweils gesunkenen Grundumsatz zu tun. Bei mangelhafter Ernährung stellt unser Körper automatisch auf Sparflamme um, das heißt, er verbraucht so wenig Energie wie möglich.

Ihr individuelles Training

Sport unterteilt man in Ausdauersport und Krafttraining. Doch keine Angst: Das Fitnesscoaching des Feelgoodcoach-Programms ist so angelegt, dass Sie in keinem Fall überfordert werden. Jeder kann fit werden und seine ideale Sportart finden.

Das Fitnesscoaching unter www.feelgoodcoach.net orientiert sich an dem beim medizinischen Check-up ermittelten Fitness- und Gesundheitsstatus und passt sich dann dynamisch an den sich sukzessive verändernden Trainingsstand an. Somit ist gewährleistet, dass stets im optimalen Bereich trainiert wird.

Beim Kraft-Programm stehen den Teilnehmern des Feelgood-Coach-Programms Übungen zur Verfügung, die nahezu überall und selbst bei Zeitmangel durchgeführt werden können. Als Teilnehmer kann man sich entscheiden, ob man einfach nur die Kraft erhalten möchte, Muskeln aufbauen, figurbetont trainieren oder beispielsweise einem Rückenleiden vorbeugen oder ob man ein solches lindern möchte. Ebenso wie das Fitnessprogramm erfolgt auch das Kraft-coaching über einen dynamischen Trainingsplan, der sich den jeweiligen Leistungsstufen anpasst.

Unser Ziel ist es, dass Sie an mindestens zwei Tagen die Woche 20 Minuten Ausdauertraining betreiben und an mindestens zwei Tagen die Woche rund 20 Minuten Übungen für die Muskulatur durchführen. Wir verlangen also nichts Unmögliches von Ihnen, weder sportliche Höchstleistungen noch exzessives tägliches Training. Ganz im Gegenteil: Wir zeigen Ihnen, wie Sie mit minimalem Einsatz maximalen Erfolg erzielen. Mit dem Einsatz von zweimal 20 Minuten Ausdauer- und zweimal 20 Minuten Krafttraining können Sie bereits große Fortschritte erzielen.

Ausdauersport – ein wahrer Jungbrunnen

Wenn Sie fortan Ausdauersport in Ihr alltägliches Leben integrieren wollen, sollten Sie sich nur für eine Sportart entscheiden, die Ihnen auch wirklich Spaß macht. Ansonsten wird Ihr Vorhaben scheitern. Wenn Sie Joggen also einfach nicht mögen, dann lassen Sie es. Und

wenn auch Nordic Walking nichts für Sie ist: kein Problem. Es gibt noch jede Menge anderer Sportarten, die die Ausdauer trainieren – und ganz bestimmt ist die eine oder andere dabei, die auch Ihnen viel Spaß bereiten wird.

---

fallbeispiel:

Dick ins Fitnessstudio – nein danke!

Mein Motto war immer „No Sports". Und so sah ich dann auch aus. Aber diese Zeiten sind endgültig vorbei. Dank des Feelgood-Coachs. Anfangs musste ich kämpfen. Aber als ich die Trägheit überwunden hatte, machte mir das gesamte Programm immer mehr Spaß. Kein Wunder: Die Pfunde purzelten nämlich immer schneller. Der Feelgood-Coach und ich sind richtig gute Freunde geworden. Mittlerweile traue ich mir sogar zu, in absehbarer Zeit an einem Halbmarathon teilzunehmen. Hätte mir das jemand vor einigen Jahren erzählt, hätte ich laut gelacht. Was bei mir die Wende gebracht hat, ist die sanfte Form der Bewegungs- und Ernährungsumstellung. Das überfordert niemanden. Und im Notfall stehen einem der Coach und die anderen Teilnehmer stets hilfreich zur Seite.

Bernd ⸱⸱⸱⟩
Alter: 42 // Größe: 1,80 m
Gewicht vorher: 94 kg
Gewicht nachher: 72 kg
*Gewichtsreduktion: **22 kg***

EXPERTEN-GESPRÄCH

Wildor Hollmann
Univ. Prof. (mult.) Dr. med. Dr. med. h. c.

Prof. Dr. med. Dr. med. h. c. Wildor Hollmann ist der Erfinder der Bewegungs-Neurowissenschaft. Der akademische Lehrer, Wissenschaftler und Forscher der Deutschen Sporthochschule Köln gilt als Mentor der deutschen Sportmedizin. Wildor Hollmann ist Mitglied des wissenschaftlichen Beirats von Despeghel & Partner und der Internetseite www.feelgoodcoach.net.

Sport unterstützt das Lernen, lautet Ihre These. Wie darf man sich das vorstellen?

Jede muskuläre Bewegung führt zu einer regionalen Mehrdurchblutung im Gehirn in Verbindung mit einer Steigerung der lokalen Stoffwechselvorgänge. Das betrifft vor allem die vergrößerte Produktion von Nervenwachstumsstoffen mit Verstärkung der Nervenfunktion und der Synapsenfunktionen.

Lassen sich durch Bewegung auch Leistungseinbußen im Alter korrigieren?

Gerade im Alter lassen sich nicht nur Leistungseinbußen von Herz, Kreislauf, Atmung und Stoffwechsel günstig beeinflussen, sondern auch Strukturen und Funktionen im Gehirn. Durch die Alterungsvorgänge treten regionale Abbauprozesse im Gehirn ein. Interessanterweise kann dynamisches körperliches Training gerade diejenigen Orte des Gehirns in der oben geschilderten Weise beeinflussen, welche am stärksten von alterungsbedingten Einbußen betroffen sind.

Wie oft und wie intensiv sollte ich meinen Ausdauersport betreiben, um auch etwas für mein Gehirn zu tun?

Das hängt vom Alter und vom Gesundheitszustand ab. Gesunden, die unterhalb des 60. Lebensjahres sind, empfehlen sich aerobe dynamische Ausdauerbelastungen von 10- bis 30-minütiger Dauer mit einer maximalen Pulsfrequenz von 130. Wer älter ist, richtet sich nach der Faustregel: 180 minus Lebensalter in Jahren = optimale Trainings-Pulsfrequenz. Für das Gehirn scheinen einfache Bewegungen in Verbindung mit koordinativen Beanspruchungen ausreichend zu sein.

Wenn Sie sich erst einmal für eine Sportart entschieden haben, werden Sie sehr schnell die Vorteile eines ausgewogenen Ausdauertrainings am eigenen Leib spüren: Sie fühlen sich insgesamt ausgeruhter und belastbarer. Durch den Ausgleich des Sports können Sie Ihren stressigen Alltag besser bewältigen. Sie fühlen sich dynamisch und kreativ, sehen frischer aus und strahlen mehr Energie aus. Das alles stärkt nicht nur Ihr Selbstbewusstsein, sondern kann sich positiv auf Ihren Alltag und den Umgang mit Ihren Mitmenschen auswirken.

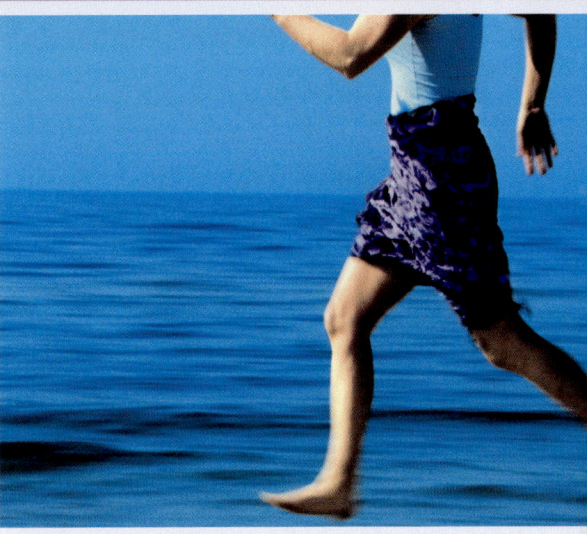

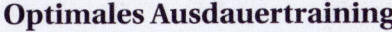

Regelmäßiges Ausdauertraining ist ein wahrer Alleskönner. Nicht nur das Herz-Kreislauf-System wird gestärkt – auch der gesamte Bewegungsapparat, die Atmung, der Stoffwechsel, das Nerven- und Hormonsystem und nicht zuletzt die Psyche erhalten wichtige positive Impulse, werden gestärkt und bleiben gesund und belastbar. Wichtig ist, dass Sie sich eine Sportart aussuchen, die Ihnen Spaß macht – ob das nun Laufen, Radfahren, Schwimmen, Walken, Wandern, Tanzen oder Aquajogging ist –, denn nur so bleiben Sie am Ball und haben Freude an der Bewegung. Auf der Internetseite www. feelgoodcoach.net finden Sie viele Anregungen. Hier können Sie sich auch im Forum mit Gleichgesinnten austauschen oder Trainingspartner finden.

Verfügung, um Fett zu verbrennen. Das Gegenteil von aerob ist anaerob. Das anaerobe Training ist gekennzeichnet durch eine starke Anstrengung. Hierbei geht dem Muskel der Sauerstoff aus. Um schnell Energie zu gewinnen, muss er deshalb Kohlenhydrate verbrennen. Doch die gewünschten positiven Eigenschaften für Körper und Seele erzielt man nur mit Ausdauertraining im aeroben Bereich.

Richtwerte für einen optimalen Trainingspuls

Trainingspuls (S/min) = 170 – 1/2 Lebensalter +/–10. +/–10 berücksichtigt den Trainingszustand. Ist er gut +10, eher schlecht –10. Dies sind Werte fürs Laufen. Für Radfahren und Langlauf gilt: Laufpuls –10; Schwimmen: Laufpuls –20; Power Walking: Laufpuls –30 (zügig); Nordic Walking: Laufpuls –40. Den Trainingspuls kann man am besten mit einer Pulsuhr ermitteln.

Optimales Ausdauertraining

Damit Sie Ihren Körper trainieren und nicht strapazieren, sollten Sie darauf achten, im aeroben Bereich zu trainieren, das heißt im Sauerstoffüberschuss. Auf diese Weise hat der Muskel genügend Sauerstoff zur

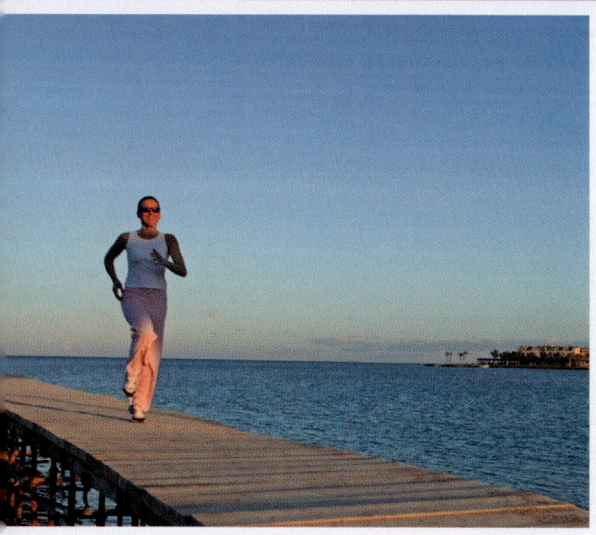

Lauf dich fit, lauf dich glücklich

Immer mehr Menschen kommen auf den Geschmack. Joggen ist so „in" wie noch nie. Die großen Städtemarathons können sich über eine immer höhere Teilnehmerzahl freuen. Aber auch kleine Lauftreffs werden mittlerweile überall im Land gegründet. Unüberschaubar ist die Anzahl all derer, die Joggen zum zentralen Bestandteil ihres – bewegten – Lebens gemacht haben. Und sie haben recht: Joggen ist ein Gute-Laune-Garant, optimal, um die Ausdauer zu trainieren, um Stresshormone abzubauen, den Kopf freizubekommen und ganz nebenbei die Kilos purzeln zu lassen. Also: Nichts wie los!

Anfänger sollten jedoch vor dem Start ein paar Dinge beachten. Wer ein deutliches Übergewicht hat und schon jahrelang keinen Sport mehr betrieben hat, sollte zunächst einmal seinen Hausarzt aufsuchen und sich auf Herz und Nieren untersuchen lassen. Wenn der sein O.K. gegeben hat, sollte man mit zügigen Spaziergängen beginnen, um den Körper wieder an körperliche Betätigung zu gewöhnen. Anschließend, wenn es mit der Puste schon etwas besser geht, kann aus den Spaziergängen ein Walking (zügiges Gehen unter Hinzunahme der Arme) oder Nordic Walking (intensives Walking mit Stöcken) werden.

Nach sechs bis acht Wochen und nach Rücksprache mit dem Hausarzt kann man dann mit dem Programm für Laufanfänger beginnen. Auch ältere Menschen sollten sich, ehe sie mit dem Programm beginnen, vom Hausarzt checken lassen, ebenso alle diejenigen, die nach jahrelanger Sport-Abstinenz wieder ganz neu einsteigen.

Die Belastungsdauer sollte mindestens 20 Minuten betragen. Erst dann erzielt man einen Trainingseffekt für das Herz-Kreislauf-System, nur so kann man auf lange Sicht die Herzfrequenz (in Ruhe und unter Belastung) sowie den Blutdruck senken.

Ab 30 Minuten Training verbessern sich bereits die Blutfettwerte, die Werte des Gesamtcholesterins sowie des LDLs sinken, der HDL-Spiegel steigt an.

Ein Ausdauertraining von 45 bis 60 Minuten gilt präventivmedizinisch als optimal. Alle positiven Effekte des Ausdauertrainings kommen dabei überproportional zur Geltung. Hinzu kommt, dass das Immunsystem auf diesem Weg deutlich gestärkt wird.

Die absolut einfachste Form des Ausdauertrainings inklusive eines achtwöchigen Trainingsplans möchten wir Ihnen nun vorstellen – denn diesen Sport kann man nahezu überall ausüben und an Ausstattung benötigt man fast nichts: Die Rede ist vom Laufen.

Die Pulsuhr – eine Investition, die sich lohnt

Eine Pulsuhr ist mittlerweile sehr kostengünstig zu erwerben und absolut empfehlenswert, denn die Trainingsherzfrequenz von 180 minus Lebensalter sollte nicht überschritten werden. Nur mit einer Pulsuhr ist gewährleistet, dass man das Herz-Kreislauf-System stärkt, sich nicht überstrapaziert und im optimalen Belastungsbereich für die Fettverbrennung trainiert.

Der Einstieg – das Programm für Anfänger

Wer noch nie gelaufen ist, würde ohne das folgende Einsteigerprogramm schnell außer Atem geraten und vermutlich ebenso schnell die Lust verlieren. Nach diesem achtwöchigen Einstiegsprogramm wird er es jedoch ohne Probleme schaffen, fünf Kilometer oder 30 Minuten am Stück abwechselnd zu gehen und zu laufen. Neben der gesteigerten Fitness und einem Zuwachs an guter Laune werden auf diese Weise auch garantiert die ersten Pfunde schmelzen.

Wie gesagt, dieses Programm ist für absolute Einsteiger gedacht. Wenn Sie dieses

5 wichtige Tipps für den Joggereinsteiger ⋯⟩

⋯⟩ 1

Laufen Sie langsam. Eine zu hohe Anfangsgeschwindigkeit zahlt sich nicht aus. Sie geraten nur aus der Puste und verlieren den Spaß. Besser langsam laufen und dafür lange, als schnell und kurz.

⋯⟩ 2

Machen Sie kleine Schritte. So lässt sich gut die Geschwindigkeit kontrollieren und damit auch der Puls. Außerdem werden die Gelenke auf diese Weise weniger belastet.

⋯⟩ 3

Bleiben Sie locker. Die Arme sind angewinkelt und schwingen locker mit. Ab und zu können Sie zur Lockerung auch bewusst ausgeschüttelt werden.

⋯⟩ 4

Bleiben Sie ruhig: Der Oberkörper ist an der Bewegung nicht beteiligt. Schultern und Hals sind locker, die Wirbelsäule ist gerade aufgerichtet.

⋯⟩ 5

Atmen Sie zu Beginn ruhig durch Mund und Nase, dann bekommen Sie garantiert genügend Luft.

Der Einstieg – das Programm für leicht Trainierte

1. Woche

1. Trainings-tag:	6 x 2 Min laufen, dazwischen 1:30 Min gehen
2. Trainings-tag:	4 x 3 Min laufen, dazwischen 1:30 Min gehen
3. Trainings-tag:	6 x 2 Min laufen, dazwischen 1:30 Min gehen

2. Woche

1. Trainings-tag:	6 x 3 Min laufen, dazwischen 1:30 Min gehen
2. Trainings-tag:	4 x 5 Min laufen, dazwischen 2 Min gehen
3. Trainings-tag:	6 x 3 Min laufen, dazwischen 1:30 Min gehen

3. Woche

1. Trainings-tag:	6 x 4 Min laufen, dazwischen 1:30 Min gehen
2. Trainings-tag:	4 x 6 Min laufen, dazwischen 1:30 Min gehen
3. Trainings-tag:	6 x 4 Min laufen, dazwischen 1:30 Min gehen

4. Woche

1. Trainings-tag:	4 x 6 Min laufen, dazwischen 1:30 Min gehen
2. Trainings-tag:	3 x 8 Min laufen, dazwischen 1:30 Min gehen
3. Trainings-tag:	4 x 6 Min laufen, dazwischen 1:30 Min gehen

5. Woche

1. Trainings-tag:	4 x 8 Min laufen, dazwischen 1:30 Min gehen
2. Trainings-tag:	2 x 10 Min laufen, dazwischen 1:30 Min gehen
3. Trainings-tag:	4 x 8 Min laufen, dazwischen 1:30 Min gehen

6. Woche

1. Trainings-tag:	3 x 10 Min laufen, dazwischen 1:30 Min gehen
2. Trainings-tag:	2 x 12 Min laufen, dazwischen 1:30 Min gehen
3. Trainings-tag:	3 x 10 Min laufen, dazwischen 1:30 Min gehen

7. Woche

1. Trainings-tag:	3 x 10 Min laufen, dazwischen 1 Min gehen
2. Trainings-tag:	4 x 8 Min laufen, dazwischen 1 Min gehen
3. Trainings-tag:	3 x 10 Min laufen, dazwischen 1 Min gehen

8. Woche

1. Trainings-tag:	2 x 15 Min laufen, dazwischen 1 Min gehen
2. Trainings-tag:	4 x 8 Min laufen, dazwischen 1 Min gehen
3. Trainings-tag:	5 km laufen ohne Gehpause

Programm absolviert und nun schon ein bisschen Übung haben, werden Sie es mit dem folgenden Acht-Wochen-Programm schaffen, die fünf Kilometer (oder 30 Min) am Stück und ohne Probleme durchzulaufen. Sie benötigen hierzu lediglich drei

Programm für Anfänger

1. Woche	an 3 Tagen jeweils 5-mal abwechselnd 3 Min gehen und 1 Min laufen
2. Woche	an 3 Tagen jeweils 4-mal abwechselnd 4 Min gehen und 2 Min laufen
3. Woche	an 3 Tagen jeweils 4-mal abwechselnd 4 Min gehen und 3 Min laufen
4. Woche	an 3 Tagen jeweils 5-mal abwechselnd 3 Min gehen und 3 Min laufen
5. Woche	an 3 Tagen jeweils 5-mal abwechselnd 3 Min gehen und 4 Min laufen
6. Woche	an 3 Tagen jeweils 5-mal abwechselnd 3 Min gehen und 5 Min laufen
7. Woche	an 3 Tagen jeweils 6-mal abwechselnd 2 Min gehen und 6 Min laufen
8. Woche	an 2 Tagen jeweils 6-mal abwechselnd 2 Min gehen und 6 Min laufen
	an einem Tag jeweils 5-mal abwechselnd 2 Min gehen und 6 Min laufen, danach 1-mal 2:30 Min gehen und 7 Min laufen

Der Einstieg – das Programm für die Sportlichen

Sie sind sportlich, normalgewichtig, aber noch nie gelaufen? Nach dem folgenden Acht-Wochen-Programm können Sie, ohne aus der Puste zu kommen, fünf Kilometer (oder 30 Min) am Stück laufen.

Programm für die Sportlichen

1. Woche	an 3 Tagen jeweils 4-mal nacheinander 5 Min laufen und 3 Min gehen
2. Woche	an 3 Tagen jeweils 3-mal nacheinander 7 Min laufen und 3 Min gehen
3. Woche	an 3 Tagen jeweils 3-mal nacheinander 8 Min laufen und 2 Min gehen
4. Woche	an 3 Tagen jeweils 3-mal nacheinander 9 Min laufen und 2 Min gehen
5. Woche	an 3 Tagen jeweils 3-mal nacheinander 9 Min laufen und 1 Min gehen
6. Woche	an 3 Tagen jeweils 2-mal nacheinander 12 Min laufen und 2 Min gehen
7. Woche	an 3 Tagen jeweils 15 Min laufen, 2 Min gehen und 15 Min laufen
8. Woche	
1. Trainingstag:	2-mal 10 Min laufen, dazwischen 1:30 Min gehen
2. Trainingstag:	15 Min laufen
3. Trainingstag:	5 km laufen

Mal pro Woche 25 bis 35 Minuten Zeit. Beachten Sie aber, dass Sie Ihrem Körper ausreichende Erholungsphasen zugestehen. Übertreiben Sie nicht: Zwischen den Ausdauertrainingstagen sollte immer Mindestens ein trainingsfreier Tag liegen.

Nordic Walking – eine schonende Alternative

Was als Sommertrainingsmethode für Biathleten und Langläufer begann, hat sich längst zum Breitensport entwickelt. Zu Recht. Nordic Walking ist neben Joggen die beste und einfachste Möglichkeit, die Ausdauer zu trainieren. Für stark Übergewichtige ist es sogar die bessere Methode, denn Nordic Walking ist ausgesprochen belastungsarm für die Gelenke. Auch und gerade für sportliche Einsteiger ist es eine besonders sichere Variante, da die Stöcke zusätzliche Stabilität verleihen. Informieren Sie sich im Fachhandel über geeignete Stöcke (wichtig: immer mit Schlaufe!) und Schuhe.

Die richtige Lauftechnik ist auch beim Nordic Walking das A und O. Vor allem der richtige Umgang mit den Stöcken will gelernt sein. Und so geht's: Die Schultern bleiben entspannt und locker, Oberkörper und Hüfte schwingen natürlich und locker mit. Die Füße zeigen nach vorne, die Stöcke werden nah am Körper geführt. Die Hände bleiben leicht geöffnet, um die Stöcke schwingen zu lassen. Der Stock setzt immer diagonal mit der gegenüberliegenden Ferse auf. Am Ende der Bewegung wird der Stock diagonal zurückgeführt. Damit man sich jedoch keine falsche Haltung angewöhnt, sollte man sich die richtige Lauftechnik einmal zeigen lassen. Am besten in einem Fitnessclub oder einer Nodic-Walking-Gruppe. Gemeinsam mit Gleichgesinnten zu trainieren macht zudem gleich doppelt so viel Spaß. Vielleicht finden Sie Ihre Laufgruppe sogar über das Forum bei
⋯⊱ www.feelgoodcoach.net.

Kraftsport – mit Energie Fett verbrennen

Eine leistungsfähige Muskulatur hat viele Vorteile: Sie schützt Ihre Wirbelsäule und Ihre Gelenke vor hohen Belastungen, sorgt für eine aufrechte Haltung und stabilisiert den Rumpf. Zudem ist Krafttraining eine effiziente Unterstützung beim Abschmelzen von Fettreserven, denn in der Muskulatur wird Fett als Energielieferant verbrannt. Der Grundumsatz und die Stoffwechselleistungen steigen an, das heißt, Ihr Energieverbrauch steigt. Jedes Pfund Muskeln, das Sie aufbauen, verbrennt 50 Kalorien mehr am Tag – im Sitzen!

Und keine Sorge: Bei unseren Kraftübungen müssen Sie weder Hanteln stemmen noch ins Fitnessstudio rennen. Sie können alle Übungen bequem zu Hause durchführen. Wie schon gesagt, besteht das Ziel darin, an mindestens zwei Tagen die Woche für 20 Minuten ein Krafttraining durchzuführen. Pro Training sollten drei bis vier der vorgestellten Übungen pro Einheit mit 15 Wiederholungen durchgeführt werden. Zwischen den Übungen sollten jeweils 30 Sekunden Pause liegen.

Wenn Sie etwas geübter sind, können Sie die Satzzahl erhöhen oder aber die Übungen mit maximaler Anspannung sehr langsam durchführen.

Idealerweise treiben Sie an vier Tagen die Woche Sport: An zwei Tagen Ausdauertraining, an zwei Tagen Krafttraining. Wenn Sie mit einer solchen Trainingsverteilung ein zeitliches Problem haben, legen Sie die Trainingseinheiten am besten zusammen (eine Einheit Ausdauertraining und eine Einheit Krafttraining), statt einzelne Trainingstage komplett ausfallen zu lassen. So treiben Sie wenigstens an zwei Tagen Sport. Allerdings sollten Sie dann stets mit dem Ausdauertraining beginnen.

Haltung bewahren

Rückenschmerzen und Haltungsschäden sind weit verbreitet. Um diese zu lindern oder gar nicht erst aufkommen zu lassen, sind die folgenden Übungen ideal. Sie kräftigen die Muskeln, die die Wirbelsäule stabilisieren und auf diesem Weg entlasten. Und sie stärken die Bauchmuskulatur, die für eine gesunde Haltung ebenfalls unentbehrlich ist. Die Übungen sorgen also für einen festen Rücken, einen straffen Bauch und nicht zuletzt für einen knackigen Po.

✳ Flieger
Legen Sie sich mit dem Bauch auf den Boden. Bauch und Po fest anspannen.

Worauf Sie achten sollten

— *Vermeiden Sie bei den Ausführungen ein Hohlkreuz. Das geht am besten, indem Sie den Po leicht angespannt halten. Führen Sie die Übungen mindestens zweimal pro Woche durch.*

— *Wiederholen Sie jede Übung mindestens dreimal und das über zwei bis drei Sätze, d. h.: dreimal die Übung, dann eine kurze Pause, dann wieder dreimal die Übung usw.*

— *Bei allen Kraftübungen ist die Beibehaltung einer gleichmäßigen Atmung wichtig.*

— *Besonders Anfänger neigen dazu, bei den Übungen die Luft anzuhalten. Das sollten Sie unbedingt vermeiden. Grundsätzlich gilt: Sobald sich die Muskulatur anspannt, wird ausgeatmet, sobald sie sich entspannt, eingeatmet. Wird die Spannung länger (10 bis 15 Sekunden) gehalten, wird normal weitergeatmet!*

Zehenspitzen aufsetzen. Die Arme gestreckt zur Seite legen, die Handflächen zeigen dabei nach unten. Schulterblätter zusammenziehen, die Arme dabei leicht anheben und nach hinten schieben. Nun die Nase etwa zwei Zentimeter vom Boden abheben. Machen Sie ein Doppelkinn. Halten Sie die Position 10 bis 15 Sekunden. Atmen nicht vergessen! Dann wieder ablegen und durchpusten.

3

✳ U-Haltung

Dieselbe Haltung wie beim Flieger, allerdings gehen die Arme in U-Haltung nach vorn. Wieder 10 bis 15 Sekunden halten, dabei gleichmäßig atmen. Dann ablegen und verschnaufen.

✳ Dynamische U-Haltung

Dieselbe Haltung wie bei der U-Haltung, jetzt aber werden die Arme abwechselnd nach vorne gestreckt und wieder in die Ausgangsposition zurückgezogen. Die Schulterblätter bleiben während der ganzen Zeit zusammengezogen. Die ausgestreckten Arme 10 bis 15 Sekunden halten, gleichmäßig atmen. Die Arme zurückziehen in die U-Haltung, dann ablegen und verschnaufen.

✳ Bankstellung

Die Ausgangsstellung ist der Vierfüßlerstand, dabei knien Sie sich hin und stellen mit geradem Rücken die Hände vor sich ab. Spannen Sie nun Bauch und Po an und strecken Sie den linken Arm und das rechte Bein waagerecht aus, sodass ihr Körper eine gerade Linie bildet. Halten Sie diese Stellung 10 bis 15 Sekunden (Atmen nicht vergessen) und wechseln Sie dann die Seiten. Diese Übung dient dem Bauch, dem Po, dem Rücken und der Koordination.

✳ Seitstütz

Der Seitstütz ist gut fürs Becken, die Rumpfstabilisation und die Koordination. Und so geht's: Legen Sie sich ausgestreckt auf die linke Seite, spannen Sie dabei

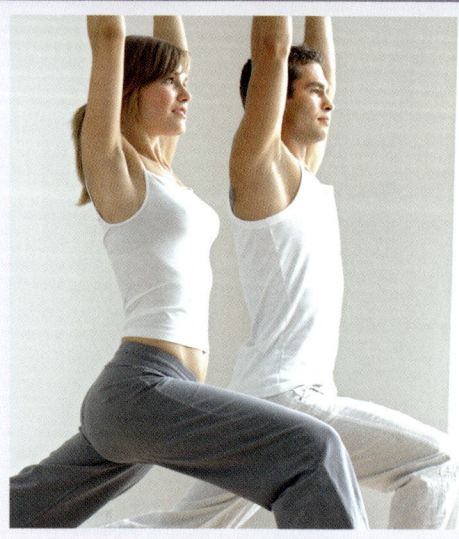

Bauch und Po leicht an. Stützen Sie sich mit dem linken Ellenbogen unterhalb der Schulter ab, heben Sie nun die Hüfte, sodass Schultern, Hüfte und Oberschenkel eine Linie bilden. Halten Sie die Stellung 10 bis 15 Sekunden. Nach drei Wiederholungen wechseln Sie dann die Seite.

✳ Bridgin

Legen Sie sich gerade auf den Rücken, ziehen Sie dann die Beine etwas an und stellen Sie die Füße flach auf den Boden. Nun den Po anheben, sodass Knie-, Hüft- und Schultergelenke eine gerade Linie bilden. Spannen Sie nun den Po an und halten Sie die Stellung 10 bis 15 Sekunden. Atmen Sie dabei gleichmäßig ein und aus. Wer möchte, kann auch abwechselnd ein Bein anheben. Diese Übung ist perfekt für einen durchtrainierten Po und die hintere Oberschenkelmuskulatur.

✳ Käfer

Legen Sie sich gerade auf den Rücken und drücken Sie die Lendenwirbelsäule nach unten. Heben Sie nun die Schultern leicht ab, strecken Sie das linke Bein nach vorn und heben Sie es ca. 20 Zentimeter nach oben, während Sie das rechte Bein mit beiden Händen zum Körper ziehen. Jeweils 10 bis 15 Sekunden halten, dann die Seiten wechseln. Eine sehr gute Übung für den Bauch.

✳ Crunch

Eine weitere Übung für den Bauch: Legen Sie sich auf den Rücken, winkeln Sie die Beine an und heben Sie dann den Oberkörper. Die Lendenwirbelsäule bleibt dabei jedoch auf dem Boden liegen. Die Halswirbelsäule ist gestreckt. Trick: Blicken sie mit den Augen senkrecht an die Decke. Die Hände drücken Richtung Füße. Halten Sie die Stellung 10 Sekunden, senken Sie dann den Oberkörper ab. Atmen nicht vergessen.

✳ Katzenbuckel

Gehen Sie in den Vierfüßlerstand, die Hände liegen flach auf dem Boden auf. Machen Sie nun einen runden Rücken, dabei Wirbel für Wirbel und ganz langsam vorgehen. Die Stirn zeigt schließlich Richtung Knie. Atmen Sie dabei ruhig ein und aus.

Nicht den Kopf hängen lassen

Trainierte Schultern sind das A und O gegen einen verspannten Nacken. Probieren Sie es aus! Und durchtrainierte und straffe Arme stehen nicht nur Stars gut. Die beste Methode, um sowohl die Schultern zu kräftigen als auch die Arme straff zu halten, ist der gute alte Liegestütz.

✳ Knie-Liegestütz

Der Knie-Liegestütz ist die Variante für Einsteiger: Gehen Sie in Bauchlage, die Hände liegen parallel zu den Schultern auf Brusthöhe. Verschränken Sie nun die Füße und winkeln sie die Unterschenkel an. Drücken Sie sich nun ab, Ihr Körper ruht dabei auf den Handflächen und den Knien. Versuchen Sie zu Beginn mindestens zwei Liegestütze durchzuführen, die Anzahl sollte dann stetig gesteigert werden.

✳ Liegestütz

Legen Sie sich flach auf den Bauch, die Hände liegen parallel zu den Schultern auf Brusthöhe. Stemmen Sie sich nun hoch, Ihr Körper liegt nun nur auf den Zehenspitzen und den Händen. Achtung: Der Körper muss gerade gestreckt sein. Der Po geht weder zur Decke noch hängt er nach unten hin durch. Versuchen Sie zu Beginn mindestens zwei Liegestütze durchzuführen, die Anzahl sollte dann stetig gesteigert werden.

✳ Liegestütz in Rückenlage

Stellen Sie sich mit dem Rücken zu einem (stabilen) Tisch, stützen Sie sich nun mit den Händen auf der Tischplatte ab und mit den Fersen am Boden, sodass der Körper gestreckt ist in einem Winkel von 45 Grad zum Boden. Drücken Sie sich nun langsam mit den Armen nach oben ab, bis die Arme gestreckt sind. Mindestens zweimal wiederholen, dann stetig steigern.

Gesteigert wird die Übung, indem Sie sich auf den Boden setzen, den Oberkörper etwas nach hinten neigen und sich dann bei gestrecktem Köper vom Boden abdrücken. Ihr gestreckter Körper liegt dabei nur auf Fersen und Handflächen auf.

✷ Türsteher

Stellen Sie sich seitlich in schulterbreitem Abstand zur Tür. Der Oberarm ist waagrecht zur Seite, der Unterarm um 90 Grad angewinkelt. Nun mit der Armaußenseite mit maximaler Kraft gegen den Türrahmen drücken, dabei regelmäßig ein- und ausatmen. Die Spannung 10 bis 15 Sekunden halten, dann entspannen und den Arm ausschütteln. Mindestens zweimal wiederholen, dann langsam steigern.

Dehnen nicht vergessen!

Um Verspannungen nach dem Sport zu vermeiden ist ein Stretching unabdingbar. Der wunderbare Nebeneffekt: Nicht nur die Muskeln entspannen sich, für Ihren Geist ist ein Stretching ebenso entspannend. Sie werden sich danach einfach wunderbar fühlen! Probieren Sie es aus!

Wenn nicht anders angegeben reicht bei den Dehnübungen die einmalige Durchführung.

✷ Hals-Nacken-Dehnung

Setzen Sie sich bequem und aufrecht mit hängenden Schultern hin. Neigen Sie nun den Kopf erst zur rechten Schulter, bis es auf der linken Seite angenehm zieht. Dann schauen Sie nach rechts und neigen erneut den Kopf zur rechten Schulter, bis es an der linken vorderen Halsseite angenehm zieht. Dann schauen Sie nach links und ziehen den Kopf schräg nach rechts vorne, bis es im linken Nacken angenehm zieht. Wiederholen Sie diese drei Übungen zur anderen Seite. Zum Schluss fassen Sie mit beiden Händen den Hinterkopf und ziehen ihn nach oben, bis der Nacken angenehm zieht. Die Dehnung sollte jeweils 15 bis 20 Sekunden gehalten werden und jede Übung zwei- bis fünfmal wiederholt werden. Bei Schmerzen sollte die Zugstärke sofort reduziert werden – die Dehnung muss immer angenehm bleiben. Dieses Programm kann am Stück, oder über den Tag verteilt durchgeführt werden. Je öfter Sie dehnen, desto besser.

✷ Cool down

Sie sind außer Atem vom Joggen oder Walken? Dann verschränken Sie beim Einatmen die Arme im Nacken und ziehen die Ellenbogen leicht nach hinten. Beim Ausatmen beugen Sie den Oberkörper nach vorne und schütteln die Arme locker aus. Wiederholen Sie diese Übung ca. fünfmal.

✷ Riese

Verschränken Sie die Arme vor dem Körper und führen Sie sie dann über den Kopf. Strecken Sie den ganzen Körper so weit es geht nach oben, aber schauen Sie weiter geradeaus und atmen Sie ruhig ein und aus.

✷ Dehnung der Brustmuskulatur

Winkeln Sie die Ellenbogen an, sodass die Handflächen nach vorne zeigen. Führen Sie dann den rechten Arm aus der Schulter heraus nach rechts hinten. Danach führen Sie ihn wieder langsam in die Ausgangsstellung und wiederholen dasselbe mit dem linken Arm. Beide Seiten fünfmal dehnen.

✻ Dehnung der Oberschenkelinnenseiten

Stellen Sie die Füße möglichst weit auseinander und verlagern Sie dann Ihr Gewicht auf die rechte Körperseite. Beugen Sie Ihr rechtes Knie, stützen Sie sich mit beiden Händen darauf ab und verlagern Sie so weit Ihr Gewicht nach rechts, bis Sie im linken Oberschenkel ein angenehmes Dehnen spüren. 10 bis 15 Sekunden halten, dann auf der anderen Seite wiederholen.

✻ Dehnung der Oberschenkelrückseiten und der Waden

Stellen Sie sich locker hin, schieben Sie das rechte Bein leicht nach vorne, sodass es mit der Ferse aufliegt und verlagern Sie das Gewicht auf das linke Bein. Knicken Sie leicht ein und stützen Sie die Hände auf das ausgestreckte rechte Bein. Bewegen Sie den Oberkörper mit geradem Rücken so weit nach vorne, bis ein angenehmes Ziehen im rechten Bein spürbar ist. 10 bis 15 Sekunden halten, dann die Übung auf der anderen Seite wiederholen.

✻ Dehnung der Oberschenkelvorderseiten

Stellen Sie sich auf ein Bein und beugen Sie das freie Bein nach hinten, sodass die Ferse zum Po geht. Fassen Sie dann mit einer Hand um die Fessel und ziehen Sie den Fuß

so weit Richtung Po, bis eine angenehme Dehnung im Oberschenkel entsteht. Mit der freien Hand können Sie sich festhalten. Der Oberkörper ist gerade und gestreckt. Vermeiden Sie ein Hohlkreuz. Halten Sie die Dehnung 10 bis 15 Sekunden und wiederholen Sie die Übung mit dem anderen Bein.

Der Feelgood-Coach-Tipp

Sport und Bewegung gehören bei der Optimierung des Lebensstils und dem Vorhaben der Gewichtsreduktion unbedingt dazu. Nicht nur, dass der gesamte Körper von Kopf bis Fuß fitter, gesünder und leistungsfähiger wird, auch die Psyche profitiert ungemein von einem Mehr an Bewegung. Wir fühlen uns besser, wir sind ausgeglichener, und wir verfügen über mehr Selbstbewusstsein! Das fühlt man und das sieht man auch! Dabei zählt: Jede Bewegung ist wichtig. Integrieren Sie deshalb in Ihren Alltag so viel Bewegung wie möglich und fangen Sie an, ein moderates Ausdauer- und Krafttraining zu treiben. Es gibt so viele Sportarten, dass jeder seinen Lieblingssport findet und auf diese Weise Sport mit Spaß vereint. Suchen Sie sich Gleichgesinnte und fangen Sie an!

Feelgood-Ernährung

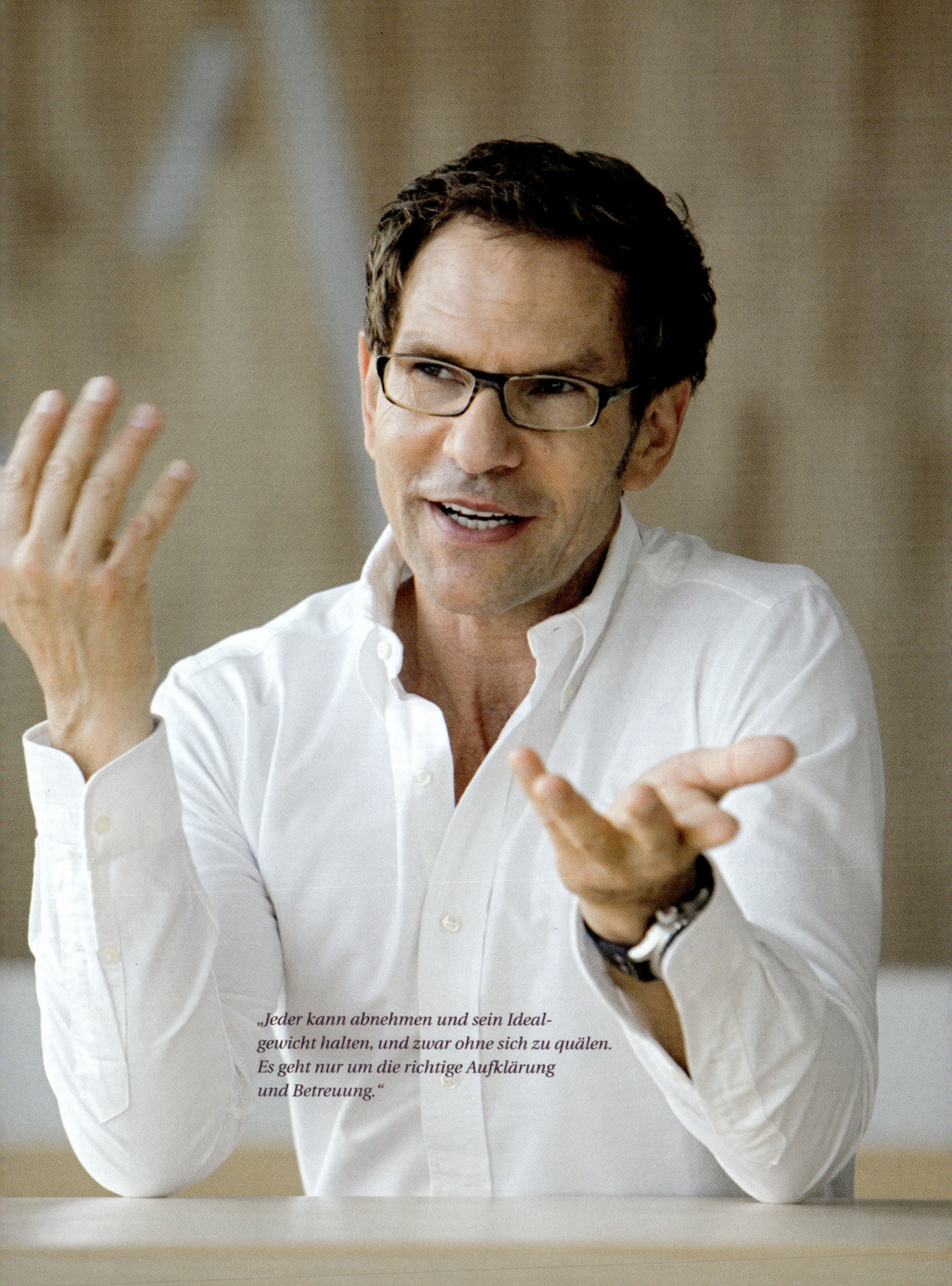

„Jeder kann abnehmen und sein Ideal-
gewicht halten, und zwar ohne sich zu quälen.
Es geht nur um die richtige Aufklärung
und Betreuung."

Du bist, was du isst

Oft bekommt man von Übergewichtigen zu hören, dass sie sich nicht erklären können, wie die überflüssigen Pfunde auf die Rippen gekommen sind. Da wird dann gerne eine ungünstige Veranlagung vermutet. Am Essverhalten jedenfalls könne es nicht liegen. Man äße ja schließlich gar nicht so viel.

Doch es kommt nicht unbedingt allein auf die Menge der verzehrten Nahrungsmittel an, sondern auch darauf, was man isst. So liefern oftmals versteckte Fette und Zucker jenen Kalorienüberschuss, der für die Speckröllchen verantwortlich ist. Dass sich also besonders Übergewichtige mit den Inhalts- und Nährstoffen ihrer Nahrungsmittel auseinandersetzen sollten, liegt auf der Hand. Wissenschaftliche Untersuchungen zeigen jedoch, dass in unserer Überflussgesellschaft aufgrund von einseitiger Ernährung viele Menschen auch unter Mangelerscheinungen leiden. Und auch das hat seinen Grund in der Nahrungszusammenstellung, denn neben dem Energiegehalt der Lebensmittel sind auch die richtige Kombination und die Qualität der zugeführten Kohlenhydrate, Fette, Eiweiße, Vitamine und der anderen Nährstoffe ausschlaggebend für eine gesunde Ernährung.

Der Kühlschrank-Check

Listen Sie auf, welche Nahrungsmittel sich aktuell in Ihrem Kühlschrank befinden und wie hoch deren Gehalt an den verschiedenen Inhaltsstoffen ist. Bei abgepackten

fallbeispiel:

Seit der Entbindung wurde ich einfach nicht mehr schlank

Ich war nie wirklich dick und hatte auch keine allzu großen Figurprobleme. Dies änderte sich jedoch nach der Geburt meines Sohnes. Egal, was ich auch unternahm, ich wurde nicht mehr richtig schlank. Der Feelgood-Coach hat mich auf den richtigen Weg gebracht, und ich konnte innerhalb von 3 Monaten zurück auf mein Wunschgewicht.

Heidi ⋯⋗
Alter: 38 // Größe: 1,65 m
Gewicht vorher: 65 kg
Gewicht nachher: 54 kg
Gewichtsreduktion: **11 kg**

Lebensmitteln erhalten Sie bereits auf der Verpackung wichtige Hinweise. Für alle frischen Lebensmittel oder wenn die Verpackungsangaben nicht ausreichen, können Sie sich an den Nährwerttabellen der folgenden Seiten orientieren. Und schauen Sie genau hin! Notieren Sie zum Beispiel bei Käse- und Milchprodukten nicht nur den Fett-, sondern auch den Zuckeranteil. Bestimmt wird Ihnen dabei jetzt schon das eine oder andere Licht aufgehen. Und Sie werden vermutlich staunen, wenn Sie diese Liste mit der Ernährungspyramide am Ende des Kapitels und mit Ihren neuen Erkenntnissen zu einer gesunden und ausgewogenen Ernährung vergleichen.

Im weiteren Verlauf dieses Kapitels sollen nun zunächst die einzelnen Nährstoffgruppen unter die Lupe genommen werden. Außerdem erhalten Sie in diesem Kapitel Richtlinien für die benötigten Nährstoff-

mengen, die Inhalte der insulingesteuerten Ernährung und zu den idealen Ernährungspausen.

Was versteckt sich in meinem Kühlschrank?

Produkte	Fett	Eiweiß	Kohlen-hydrate	Zucker
Süßigkeiten wie Schokolade, Marmelade, Kindermilchschnitte ...				
Fette wie Butter, Margarine, Schmalz ...				
Milchprodukte wie Milch, Sahne, Käse ...				
Alle weiteren tierischen Nahrungsmittel wie Fleisch, Fisch, Eier Produkte wie Wurstwaren, Räucherlachs, Mayonnaise ...				
Obst und Gemüse Salat, Essiggurken Radieschen Frühlingszwiebeln ...				
Getränke Cola, Limonade, Säfte aber auch Bier, Sekt, Weißwein ...				
Fertiggerichte wie TK-Pizza, Schlemmerfilet ...				
Sonstiges wie Reste vom Vortag, Tomatenmark, Senf ...				

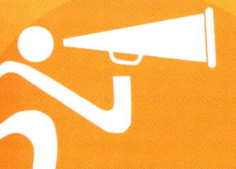

Verzehrempfehlungen

✳ GETRÄNKE
Stillen Sie Ihren Durst mit Mineralwasser, ungesüßten Kräuter- und Früchtetees oder stark verdünnten Schorlen. Unverdünnte Säfte und Limonaden eignen sich nicht zum Durstlöschen. Beachten Sie auch, dass Milch nicht zu den Getränken zählt.

✳ OBST, GEMÜSE, SALATE, HÜLSENFRÜCHTE
Greifen Sie zu und essen Sie sich daran satt! Die meisten Gemüse- und Obstsorten sind arm an Kalorien, gleichzeitig aber reich an gesunden Inhaltsstoffen. Auch Hülsenfrüchte sollten regelmäßig auf dem Speiseplan stehen.

✳ BROT, GETREIDE, NUDELN, KARTOFFELN
Hier gilt: Vollkorn ist die bessere Alternative! Vollkorn-Getreideprodukte sättigen nachhaltiger und verfügen über einen höheren Gehalt an Vitaminen, Ballaststoffen und Mineralien.

✳ MILCH UND MILCHPRODUKTE
Greifen Sie hier zu fettarmen Varianten – in dieser Form sollten Käse, Quark, Joghurt & Co. häufig auf dem Speiseplan stehen.

✳ FISCH, FLEISCH, EIER
Tierische Produkte liefern zwar wichtige Nährstoffe – zu viel von ihnen belastet jedoch den Körper mit unerwünschten Stoffen. Hier gilt also: Genuss in Maßen und Abwechslung!

✳ ÖLE UND FETTE
Gesunde Fette liefern uns lebensnotwendige Nährstoffe, sollten aber nur in Maßen verzehrt werden. Olivenöl und Rapsöl sind beim Braten Schmalz und Butter vorzuziehen.

✳ EXTRAS
Auf Alkohol, Süßigkeiten und süße Getränke muss nicht komplett verzichtet werden, der Verzehr sollte aber drastisch reduziert werden.

So viel Protein steckt in diesen Lebensmitteln:

250 ml Milch *3,5 % Fett*	8,5 g
250 ml Milch *1,5 % Fett*	8,5 g
250 g Speisequark *40 % Fett*	11,1 g
250 g Speisequark *Magerstufe*	13,5 g
100 g Butterkäse *40 % Fett*	17,0 g
100 g Edamer	24,8 g
100 g Harzer	30,0 g
Hühnerei, Gewichtsklasse M	6,7 g
100 g Makrele	18,8 g
100 g Sardine	19,4 g
100 g Forelle	19,5 g
100 g Lachs	19,9 g
100 g Hühnerbrust	22,2 g
100 g Rinderfilet	21,2 g
100 g Schweinekotelett	22,2 g
100 g Salami	18,5 g
100 g Schinken	19,5 g
100 g Fleischwurst	28,8 g

Eiweiß

Eiweiße, oder wie es in der Ernährungs-wissenschaft heißt: Proteine, sind elementare Bausteine in unserem Organismus. Ihre Funktionen sind vielfältig: Sie stellen den Sauerstofftransport im Blut sicher, bilden den Baustoff für unsere Zellen und unser Gewebe, zum Beispiel für Muskelfasern, Organe und Blut. Auch für unsere Blutgerinnung sind sie unabdingbar sowie für bestimmte Enzyme und die Produktion so mancher Hormone. Proteine liefern zudem den Baustoff für unsere Antikörper, die ein wichtiger Bestandteil der körpereigenen Abwehrkräfte sind. Eiweiße sind auch die Transportsubstanz für bestimmte Nährstoffe wie zum Beispiel fettlösliche Vitamine oder Eisen, damit diese auch dorthin gelangen, wo unser Körper etwas damit anfangen kann. Proteine sind also lebenswichtig – und da unsere Körperzellen ständig erneuert werden und unser Körper somit eine permanente Baustelle darstellt, brauchen wir sie täglich.

So unterschiedlich wie die Aufgabenbereiche der Proteine, so unterschiedlich sind auch diese selbst. Mithilfe von 22 Aminosäuren stellt unser Körper über 1000 verschiedene Proteine selbst her. Neun dieser Aminosäuren kann unser Körper jedoch nicht selbst bilden und ist auf eine ausreichende Zufuhr von außen angewiesen. Man unterscheidet demzufolge also zwischen essenziellen Aminosäuren, die wir nicht selbst herstellen können und den nichtessenziellen Aminosäuren.

Je ähnlicher das Aminosäurenmuster des Nahrungsproteins der Zusammensetzung des körpereigenen Proteins ist, desto höher ist seine biologische Wertigkeit. Diese sagt aus, wie viel Gramm Körperprotein aus 100 Gramm Nahrungsprotein gebildet werden kann. Es kommt also nicht nur auf die zugeführte Menge des Nahrungsproteins an, sondern auch darauf, dass das Protein eine möglichst hohe biologische Wertigkeit aufweist.

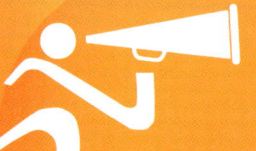

Proteine mit hoher biologischer Wertigkeit sind enthalten in:

Milch und Milchprodukten
Fleisch und Fleischwaren
Fisch und Eiern

Super Eiweiß-Kombis

* **Erbseneintopf mit Brot (Hülsenfrüchte und Getreide)**

* **Vollkornbrot mit Käse, Milchreis oder Nudelauflauf mit Käse (Getreide und Milchprodukte)**

* **Kartoffeln mit (Spiegel-)Ei**

* **Pellkartoffeln mit Kräuterquark (Kartoffeln und Milchprodukte)**

Doch auch pflanzliche Lebensmittel wie Brot, Getreideerzeugnisse, Kartoffeln, Hülsenfrüchte und natürlich die Sojabohne enthalten nennenswerte Mengen an Proteinen. Besonders hervorzuheben ist in diesem Zusammenhang die Sojabohne. Sie liefert dem Körper alle neun essenziellen Aminosäuren – und sollte deshalb besonders häufig auf dem Speiseplan von Vegetariern stehen. Sie hat zudem den Vorteil, dass sie im Gegensatz zu den tierischen Eiweißen kaum Fettsäuren enthält und kein Cholesterin, weshalb sie auch für Menschen mit einem erhöhten Arteriosklerose-Risiko als Protein-Quelle zu empfehlen ist.

Eine optimale Ausschöpfung der biologischen Wertigkeit kann jedoch erst mit einer Kombination aus verschiedenen Proteinarten tierischer und pflanzlicher Herkunft erreicht werden.

Die Unterversorgung mit Eiweiß kann, besonders wenn sie im Kindesalter auftritt, zu gravierenden körperlichen und geistigen Schäden führen. In Deutschland allerdings liegt die durchschnittliche Aufnahme von Protein deutlich höher als die empfohlene Höchstmenge. Zudem stellt sich hierzulande das Problem, dass das Eiweiß hauptsächlich aus fettreichen tierischen Lebensmitteln sowie aus Eiern bezogen wird. Neben Protein werden damit auch zu viel Fett, Cholesterol und Purine (diese werden zu Harnsäure abgebaut) aufgenommen, die zu Fettstoffwechselstörungen und Gicht führen können.

Wie können wir unseren Proteinbedarf also sinnvoll decken?

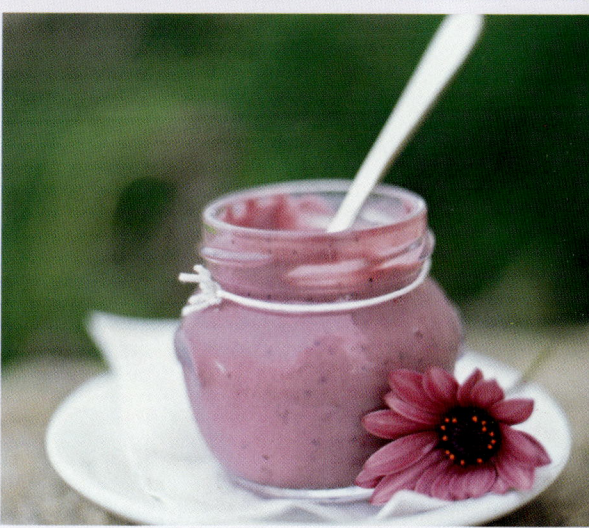

Richtwerte für eine optimale Proteinzufuhr:

— 3–4 Portionen fettarme Milch oder Milchprodukte pro Tag (also zum Beispiel 0,25 Liter Milch und zwei Scheiben Käse).
— 2–3 Mal pro Woche sollte ein fleischloses Gericht auf dem Speiseplan stehen, um die Aufnahme tierischer Proteine zu begrenzen.
— 300–600 Gramm fettarmes Fleisch und fettarme Wurst pro Woche.
— 80–150 Gramm fettarmer Seefisch wie Kabeljau, Seelachs oder Scholle pro Woche (diese Seefische liefern zusätzlich auch Jod und Selen, was sie noch wertvoller macht).
— Auch Eier können in Maßen (bis zu 7 Stück in der Woche) konsumiert werden. In der Regel nimmt man Eier bereits ausreichend in Form von Kuchen, Nudeln oder Saucen zu sich.

Als Empfehlung gilt:

Pro Kilogramm Körpergewicht sollten täglich rund 0,8 Gramm Protein aufgenommen werden. Bei männlichen Jugendlichen in einem Alter zwischen 15 und 19 Jahren liegt der Wert bei 0,9 Gramm. Wiegen Sie also 70 Kilogramm und sind älter als 19, liegt Ihre tägliche optimale Proteinzufuhr bei 56 Gramm.

Fett

Ein weitverbreiteter Irrglaube ist, dass eine fettfreie Ernährung der beste Weg sei, um abzunehmen. Von dieser Strategie soll an dieser Stelle strikt abgeraten werden. Ohne Fett läuft nämlich (fast) nichts:

— Fett ist Bestandteil unserer Zellmembranen – ohne Fett kann der Körper Reparaturarbeiten nicht ausüben.

— Fettlösliche Vitamine kann unser Körper ohne Fett nicht verwerten. Zu den fettlöslichen Vitaminen zählen die Vitamine A, D, E und K.

— Fett versorgt uns mit den lebensnotwendigen, essenziellen Fettsäuren.

— Fett benötigt unser Körper auch als Kälteschutz. Das Unterhautfettgewebe wirkt auf unseren Körper isolierend und verhindert, dass zu viel Körperwärme verloren geht.

— Fett ist eine natürliche Stütze und ein natürliches Polster, das Organe und Gelenke schützt. Ohne unsere Fettpolster an den Fußsohlen hätten wir beispielsweise große Probleme uns schmerzfrei fortzubewegen.

— Zu guter Letzt ist Fett natürlich der beste Energielieferant. Ein Gramm Fett enthält doppelt so viele Kalorien wie Eiweiß oder Kohlenhydrate. Zum Vergleich: Ein Gramm Fett enthält neun Kilokalorien, ein Gramm Eiweiß oder ein Gramm Kohlenhydrate dagegen nur vier Kilokalorien.

Fett ist also ein wichtiger Bestandteil unserer Ernährung – und wer auf Dauer täglich weniger als 25 Gramm davon zu sich nimmt, dem fehlen über kurz oder lang lebenswichtige Fettsäuren und fettlösliche Vitamine. Der Hormonhaushalt gerät durcheinander und die Immunabwehr wird geschwächt. Fett ist also lebenswichtig – zu viel davon sollte allerdings vermieden werden.

    Doch was ist Fett eigentlich? Chemisch gesehen besteht das mit der Nahrung aufgenommene Fett hauptsächlich aus Triglyceriden, die jeweils aus dem Molekül Glycerol bestehen, das mit drei Fettsäuren verbunden ist. Fettsäuren wiederum unterscheiden sich in ihrem Aufbau durch die Kettenlänge und den Sättigungsgrad. Sie

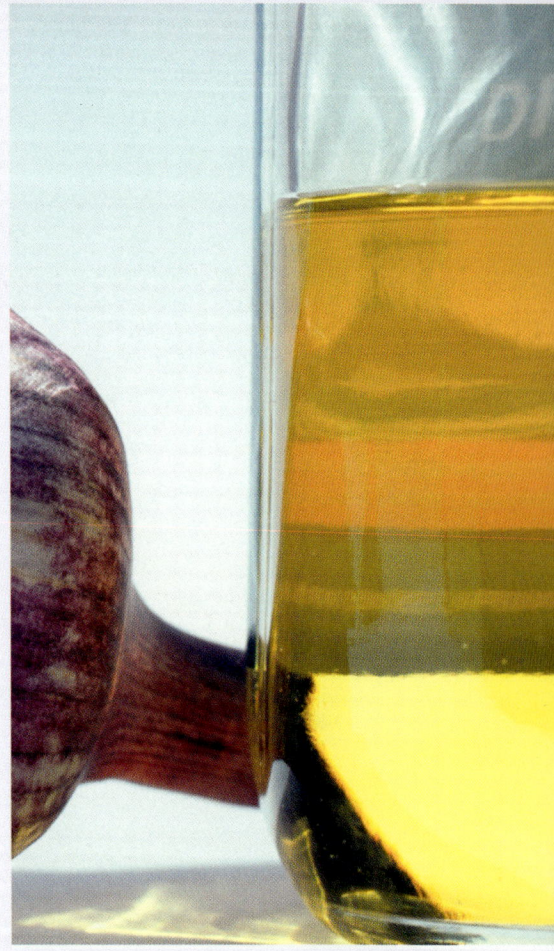

können gesättigt, einfach ungesättigt oder mehrfach ungesättigt vorliegen.

Gesättigte Fettsäuren

Fettsäuren enthalten Kohlenstoffatome, die nur über Einfachbindungen miteinander verknüpft sind. Die gesättigten Fettsäuren werden zum Teil von unserem Körper selbst hergestellt, zum überwiegenden Teil jedoch werden Sie aus Nahrungsmitteln tierischen Ursprungs aufgenommen, also zum Beispiel über Sahne, Butter, Fleisch und Wurstwaren. Bei den Pflanzenfetten ist das Kokosfett ein Lieferant gesättigter Fettsäuren. Einige der langkettigen gesättigten Fettsäuren in der Nahrung tragen zu einer Erhöhung der Cholesterinkonzentration im Blut bei.

Ungesättigte Fettsäuren

Diese Fettsäuren verfügen zwischen einigen Kohlenstoffatomen über Doppelbindungen. Je nach Anzahl dieser Doppelbindungen sind es einfach oder mehrfach ungesättigte Fettsäuren. Fast alle ungesättigten Fettsäuren werden über die Nahrung aufgenommen. Reich an einfach ungesättigten Fettsäuren sind zum Beispiel Oliven- und Rapsöl. Die mehrfach ungesättigten Fettsäuren – entweder die Omega-6-Fettsäuren oder die Omega-3-Fettsäuren – kann der Körper nicht selbst aufbauen. Sie gehören damit zu den essenziellen, lebensnotwendigen Fettsäuren, die dem Körper über die Nahrung zugeführt werden müssen. Ungesättigte Fettsäuren – und ganz besonders die mehrfach ungesättigten Fettsäuren – sind für den Organismus aus drei Gründen sehr wertvoll.

Pflanzliche Öle wie Sonnenblumen-, Maiskeim- und Sojaöl haben ebenso wie spezielle Diätmargarine einen hohen Anteil an Omega-6-Fettsäuren. Omega-3-Fettsäuren kommen in nennenswerten Mengen in Raps-, Walnuss-, Soja- und Leinöl vor. Bestimmte langkettige Omega-3-Fettsäuren kommen hauptsächlich in fettreichen Seefischen vor wie Hering, Makrele oder Lachs.

Vorteile der ungesättigten Fettsäuren:

Omega-3-Fettsäuren verbessern die Fließeigenschaften des Blutes und beugen so Ablagerungen in den Blutgefäßen vor.

Omega-3-Fettsäuren beeinflussen das Immunsystem positiv und hemmen Entzündungsreaktionen. Mehrfach ungesättigte Fettsäuren – ganz besonders die Omega-6-Fettsäuren – senken im Blut aktiv den Cholesterinspiegel. Doch Achtung: Der Cholesterinspiegel kann nur dann tatsächlich gesenkt werden, wenn in unserer Nahrung die gesättigten Fettsäuren durch die mehrfach ungesättigten Fettsäuren weitestgehend ersetzt werden, wenn also beispielsweise zum Braten statt Butterschmalz Rapsöl verwendet wird.

Zu den wichtigen essenziellen Fettsäuren, die dem Körper von außen zugeführt werden müssen, gehören aus der Gruppe der Omega-6-Fettsäuren die Linolsäure, aus der Gruppe der Omega-3-Fettsäuren die Linolensäure. Ein gutes Verhältnis dieser beiden Fettsäuren haben Distel- und Leinöl. Der Gesundheit abträglich sind die sogenannten Trans-Fettsäuren, die bei der

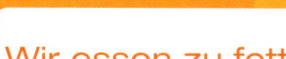

Wir essen zu fett

Über eine Unterversorgung an Fettsäuren brauchen wir uns in der Regel keine Sorgen zu machen. Das Gegenteil ist der Fall: Wir essen zu fett und insbesondere zu viele gesättigte Fettsäuren, die, wie bereits erwähnt, vor allem von Nahrungsmitteln tierischen Ursprungs stammen. Männer zwischen 18 und 24 sollten beispielsweise nicht mehr als 80 Gramm Fett pro Tag aufnehmen. Untersuchungen des Robert-Koch-Instituts haben jedoch ergeben, dass durchschnittlich 120 Gramm Fett pro Tag konsumiert werden, davon 90 Prozent aus tierischer Herkunft – also hauptsächlich in gesättigter Form. Gehen Sie in Zukunft mit Fett sparsam um und kombinieren Sie es richtig.

industriellen Verarbeitung, genauer gesagt bei der chemischen Härtung von Fetten entstehen. Die Trans-Fettsäuren erhöhen das LDL-Cholesterol und senken das HDL-Cholesterol. Lebensmittel, die gehärtete Fette enthalten, sind zum Beispiel Chips, frittierte Speisen und Blätterteig.

Fertigprodukte, die gehärtete Fette enthalten, lassen sich jedoch leicht ausmachen, denn es besteht die gesetzliche Verpflichtung, gehärtete Fette auf der Verpackung zu deklarieren. Finden Sie also im Zutatenverzeichnis die Wendung: „pflanzliches Fett gehärtet oder teilweise gehärtet", sollten Sie den Verzehr vermeiden. Nicht nur, dass Trans-Fettsäuren HDL erhöhen und LDL senken, sie hemmen im Organismus auch die Verwertung von essenziellen Fettsäuren, sodass deren Bedarf steigt.

Richtwerte für die Aufnahme von Fetten

Bei leichter bis mittelschwerer körperlicher Arbeit sollte die aufgenommene Energie höchstens zu 30 Prozent von Fetten herrühren. Bei einer erhöhten körperlichen Aktivität kann die Fettzufuhr auf 35 Prozent ansteigen.

Gesättigte Fettsäuren sollen höchstens ein Drittel der täglichen Fettzufuhr ausmachen, Trans-Fettsäuren höchstens ein Prozent. Einfach ungesättigte Fettsäuren sollten anteilig zu mehr als zehn Prozent enthalten sein, mehrfach ungesättigte Fettsäuren zu rund sieben Prozent.

3 Tipps für eine ausgewogene Fettsäurekombination ⋯⋗

⋯⋗ 1

Bevorzugen Sie pflanzliche Fette und Öle, denn sie sind reich an ungesättigten Fettsäuren. Eine Ausnahme bildet Frittierfett wie Kokosfett.

···⇢ **2**

Vermeiden Sie, so gut es geht, tier-i-sche Fette, denn sie enthalten oft hohe Konzentrationen an gesättigten Fett-säuren. Eine Ausnahme bildet fetter See-fisch.

···⇢ **3**

So erkennen Sie die unterschiedlichen Fett-säuren: Je flüssiger ein Fett ist, desto höher ist sein Anteil an ungesättigten Fettsäuren. Je fester ein Fett ist, desto höher ist sein Anteil an gesättigten Fettsäuren.

Übersicht Fette

Versteckte Fette	Fettgehalt in 100 g, bzw. 100 ml	Die bessere Alternative 100 ml	Fettgehalt in 100 g bzw.	Gespart
Öle und Fette				
Butter	83 g	Halbfettmargarine	40 g	43 g
Mayonnaise, 80 %	81,6 g	Salatcreme, 37 %	39,5 g	42,1 g
Milch und Milchprodukte				
Milch, 3,5 %	3,5 g	Milch, 1,5 %	1,5 g	2 g
Doppelrahmfrischkäse, 60 %	32 g	Schichtkäse, mager	2 g	30 g
Feta, 45 %	18,8 g	Ziegenkäse, 30 %	14,5 g	4,3 g
Mascarpone	47,5 g	Speisequark, mager	0,2 g	47,3 g
Appenzeller, 50 %	31,6 g	Harzer Roller	1 g	30,6 g
Mozzarella	19,8 g	Mozzarella light	9,5 g	10,3 g
Roquefort, 50 %	32 g	Kochkäse 10 %	3 g	29 g
Butterkäse, 45 %	15 g	Schmelzkäse, fettarm	5 g	10 g
Bresso, 70 %	32 g	Speisequark, 10 % mit Kräutern	2 g	30 g

Versteckte Fette	Fettgehalt in 100 g, bzw. 100 ml	Die bessere Alternative	Fettgehalt in 100 g bzw. 100 ml	Gespart
Fleisch und Wurstwaren				
Schweinebauch	21,1 g	Schweinelende	2 g	19,1 g
Hackfleisch vom Schwein	22,5 g	Hackfleisch vom Rind	14 g	8,5 g
Kasseler	17 g	Kalbsbraten	3,1 g	13,9 g
Lammbrust	37 g	Lammhachse	6,1 g	30,9 g
Fleischwurst	28,5 g	Gekochter Schinken ohne Fettrand	2,9 g	25,6 g
Salami	33 g	Bresaola	4 g	29 g
Salami, Fett reduziert	24 g	Geflügelmortadella	15 g	9 g
Grobe Leberwurst	29,2 g	Bündner Fleisch	6 g	23,2 g
Gans	31 g	Puter, jung	6 g	25 g
Brathähnchen	9,6 g	Hähnchenbrust ohne Haut	1 g	8,6 g
Fische				
Hering	17,8 g	Flunder	0,7 g	17,1 g
Flussaal	24 g	Kabeljau	0,4 g	23,6 g
Schillerlocken	24,1 g	Seelachs	0,8 g	23,3 g
Geräucherter Aal	28,6 g	Flussbarsch	0,8 g	27,8 g
Lachs	13,6 g	Hecht	0,9 g	12,7 g
Thunfisch in Öl	20,9 g	Zander	0,7 g	20,2 g
Ölsardine	13 g	Forelle, geräuchert	3,6 g	9,4 g
Kuchen, Gebäck, Knabbereien und Schokolade				
Butterkuchen	16,8 g	Apfelkuchen mit Hefeteig	5 g	11,8 g
Nusskuchen	29,1 g	Amerikaner	8,2 g	20,9 g
Donauwellen	16 g	Obstkuchen, Biskuit	3,5 g	12,5 g
Buttercremetorte	20 g	Apfelstrudel	5,6 g	14,4 g
Käsesahne-Torte	12 g	Rosinenschnecke	6,1 g	5,9 g
Croissant	25 g	Rosinenbrötchen	5,6 g	19,4 g
Chips	40 g	Salzstangen	3 g	37 g
Schokoladencroissant	28 g	Vollkornbrötchen	2 g	26 g
Vollmilchschokolade	32 g	Gummibärchen	2 g	30 g

Doch oftmals nehmen wir Fett gar nicht bewusst wahr und konsumieren es in großen Mengen, ohne uns darüber im Klaren zu sein. Die Rede ist von versteckten Fetten, die in vielen verschiedenen Nahrungsmitteln vorkommen. Die nebenstehende Tabelle soll Ihnen dabei helfen, in Zukunft die versteckten Fette zu vermeiden und zu fettärmeren Alternativen zu greifen.

Sind Ihnen beim Betrachten der Tabelle ein paar Dinge aufgefallen? Landen bei Ihnen häufig die fettreichen Lebensmittel im Einkaufswagen? Denken Sie um! Natürlich ist Fett ein Geschmacksträger und lässt so manche Lebensmittel vordergründig besser schmecken. Andererseits beschwert Fett aber auch und macht uns nach dem Essen träge und schlapp. Gönnen Sie sich in Zukunft den Genuss von leichter, frischer Nahrung! Sie werden feststellen, dass Sie sich besser und fitter fühlen und gleichzeitig an Gewicht verlieren. Vielleicht dauert die Umstellung eine gewisse Zeit. Aber nach vier Wochen werden Sie den größten Schritt hin zu einer neuen Ernährungsweise geschafft haben.

Die Höchstgrenze der täglich verzehrten Fettmenge beträgt für Männer 80 Gramm, für Frauen 60 Gramm. Das entspricht in etwa 30 Prozent der zugeführten Energie der täglichen Nahrungsaufnahme. Wollen wir jedoch abnehmen, so sollte die Fettzufuhr um je 20 Gramm reduziert werden, das heißt Männer sollten dann mit der täglichen Nahrung maximal 60 Gramm Fett zu sich nehmen, Frauen maximal 40 Gramm. Wenn man nun bedenkt, wie viel Fett allein in 100 Gramm Chips enthalten ist (siehe Tabelle), sollte man sich den Griff in die Chipstüte gut überlegen. Wie kann man nun am besten Fett einsparen?

So kriegen Sie Ihr Fett weg:

— Leeren Sie Ihr Süßigkeiten-Fach. Schokolade & Co. enthalten große Mengen an Fett und sollten deshalb nicht gewohnheitsmäßig verzehrt werden. Ab und an können Sie sich mal einen Riegel gönnen – aber die Vorratshaltung verführt zu regelmäßigem Konsum in großen Mengen.

— Butter und Margarine, wenn überhaupt, nur dünn aufs Brot streichen. Bei manchen Brotbelägen wie Kräuterquark, Salami und vielen Käsesorten kann auf das Streichfett komplett verzichtet werden.

— Als Pausensnack sollten Sie auf belegte Brötchen verzichten. Greifen Sie stattdessen zu Obst oder Gemüsesticks.

— Mit sichtbaren Fetten (also Streichfetten und Fetten zur Speisenzubereitung) generell sehr sparsam umgehen. 40 Gramm Fett sind zum Beispiel schon mit zwei Esslöffeln Streichfett und einem Esslöffel Pflanzenöl erreicht. Gießen Sie Öl also nicht mehr nach Augenmaß in einen Topf, sondern messen Sie ab. Oft reicht, besonders bei beschichteten Pfannen, eine viel geringere Fettmenge, als Sie bisher verwendet haben (zum Beispiel zwei Teelöffel statt drei Esslöffel).

— Verwenden Sie hochwertige Öle zur Spesienzubereitung. Bei Salatdressings zum Beispiel Walnuss- oder bestes Olivenöl, zum Braten Rapsöl.

— Essen Sie viel Obst und Gemüse. Bis auf wenige Ausnahmen (zum Beispiel Avocados und Oliven) sind diese Produkte von Natur aus fettarm.

— Achten Sie auf versteckte Fette. Fette Wurst- und Käsesorten, Nüsse, Mayonnaise, Soßen, frittierte Speisen und Fastfood-Gerichte wie Pizza, Hamburger, Döner oder auch belegte Brötchen enthalten meist sehr viel Fett.

— Im Umkehrschluss gilt: Bevorzugen Sie fettarme Wurst- und Käsesorten.

— Achten Sie auf eine fettarme Zubereitung der Speisen. Essen Sie selten Paniertes und Frittiertes, bevorzugen Sie Gedünstetes, Gegrilltes, Gekochtes und Pochiertes. Verwenden Sie beschichtete Pfannen, schöpfen Sie Fett von Bratensoßen ab und binden Sie diese nicht mit Butter, sondern mit püriertem Gemüse. Verwenden Sie bei weißen Salatsoßen nicht Mayonnaise, sondern Joghurt oder Dickmilch.

— Im Restaurant gilt: Pasta ist nicht gleich Pasta. Vermeiden Sie Käse- und Sahnesaucen. Statt Spaghetti Carbonara oder Pasta mit Gorgonzola-Sauce bestellen Sie lieber Spaghetti al'Arrabiata, Primavera oder Putanesca. Und gehen Sie öfter mal zum Japaner! Die japanische Küche ist eine der fettärmsten und gesündesten der Welt.

— Verzichten Sie auf einen alkoholischen Aperitif. Alkohol regt den Appetit an und hemmt den Fettabbau.

— Fettfalle Fingerfood: Kleine Häppchen sind häufig sehr fetthaltig. Hinzu kommt, dass man gerne den Überblick darüberverliert, wie häufig man bei den Kleinigkeiten schon zugeschlagen hat.

— Gehen Sie niemals ausgehungert in ein Restaurant, Sie stillen sonst Ihren Heißhunger mit Unmengen von vorweg gereichtem Weißbrot und Kräuterbutter.

— Entschärfen Sie Fettfallen wie Gratins und Aufläufe, indem Sie die Käsemenge halbieren und die andere Hälfte durch Semmelbrösel ersetzen.

— Trinken Sie auf Partys mindestens doppelt so viel Wasser wie Alkohol, denn Wasser ist ein Alleskönner: Es sättigt, spart Kalorien und Sie behalten einen klaren Kopf.

— Nicht immer ist Fettvermeidung Trumpf: Fettfische wie Makrele, Lachs und Hering sind hervorragende Quellen von Omega-3-Fettsäuren. Eine Portion (etwa 70 Gramm) dieser Fischsorten sollte daher regelmäßig einmal pro Woche auf dem Speiseplan stehen.

Kohlenhydrate

Bevor wir uns mit Getränken, Vitaminen, sekundären Pflanzenstoffen und Mineralstoffen befassen, kommen wir zur letzten großen Nahrungsgruppe – den Kohlenhydraten. Lange Zeit galt die Meinung, dass Kohlenhydrate dick machen. Doch Kohlenhydrate, die neben Fett die Hauptrolle für die Deckung unseres Energiebedarfs spielen, sind nicht gleich Kohlenhydrate. Sie werden, je nachdem, ob sie aus einem, zwei oder mehreren Zuckerbausteinen bestehen, in drei Hauptgruppen unterteilt.

...> 1

Einfachzucker (Monosaccharide): Die Hauptlieferanten für Einfachzucker sind Glucose und Fructose, also Traubenzucker und Fruchtzucker.

...> 2

Zweifachzucker (Disaccharide): Der bekannteste Lieferant für Zweifachzucker ist weißer Haushaltszucker sowie Malz- und Milchzucker.

...> 3

Mehrfachzucker (Polysaccharide): Hierzu zählen Stärke und einige Ballaststoffe.

Ein- und Zweifachzucker schmecken süß. Das trifft auf den Mehrfachzucker nicht zu. Dieser besteht aus einer langen Verkettung von Einfachzuckern, weshalb man auch von „komplexen Kohlenhydraten" spricht. Kohlenhydrate sollten idealerweise in dieser Form konsumiert werden, also über stärkehaltige und ballaststoffreiche Nahrungsmittel. Auf diese Weise schlägt man mehrere Fliegen mit einer Klappe.

Die wichtigsten Quellen für solche stärkehaltigen und ballaststoffreichen Kohlenhydrate sind Vollkorn-Getreideprodukte (zum Beispiel Vollkornnudeln, Vollkornbrot und Haferflocken), Hülsenfrüchte, unpolierter Reis und Kartoffeln.

Doch nicht selten decken wir unseren Kohlenhydratbedarf nicht über Vielfachzucker, sondern mit einem viel zu hohen Anteil von Zweifachzuckern, was weitreichende

Nahrungsmittel mit komplexen Kohlenhydraten sind meist reich an Vitaminen, Mineralstoffen und sekundären Pflanzenstoffen und stellen damit eine ideale Basis für eine vollwertige Ernährung dar.

Häufig haben diese Lebensmittel auch einen geringen Fettanteil, was sich vorteilhaft auf die Energiebilanz auswirkt.

Der hohe Sättigungswert dieser Lebensmittel verhindert eine übermäßige Energiezufuhr. Heißhungerattacken treten nicht auf, das Körpergewicht hält sich in gesunden Grenzen.

gesundheitliche Konsequenzen haben kann. Verbraucherstudien bestätigen: Der Konsum an Süßwaren, Kuchen, süßen Getränken und gezuckerten Milchprodukten wächst ständig. Von dieser hohen Aufnahme an Haushaltszucker ist aus vier Gründen dringend abzuraten:

...> 1

Wer gerne Süßes wie Kuchen oder Schokolade isst, verzichtet häufig auf wichtige Lebensmittel wie Milch, Obst und Vollkornbrot.

Besonders bei Kindern und Jugendlichen geht ein solches Essverhalten mit der Gefahr einer Mangelernährung einher. Darüber hinaus weisen diese Süßigkeiten oft große Fettmengen auf, die bei dauerhaftem Verzehr ebenfalls zu Übergewicht führen.

···**> 2**

Haushaltszucker enthält keine Vitamine, keine Mineralstoffe, keine sekundären Pflanzenstoffe und auch keine Ballaststoffe. Er ist ein leerer Energieträger.

···**> 3**

Zucker kann zu Karies führen.

···**> 4**

Der Sättigungswert von Einfach- und Zweifachzuckern ist nur von sehr kurzer Dauer. Die Kohlenhydrate werden sofort aufgenommen, der Blutzuckerspiegel schnellt nach oben – genauso schnell fällt er aber auch wieder ab. Auf diese Weise entstehen Heißhungerattacken, langfristig Übergewicht und ein instabiler Blutzuckerspiegel, der zu Diabetes führen kann. Während man früher davon ausging, dass komplexe Kohlenhydrate langsamer ins Blut gelangen als Ein- oder Zweifachzucker, weiß man heute, dass die Kettenlänge keinen entscheidenden Einfluss darauf hat, wie rasch eine Aufnahme des Zuckers ins Blut erfolgt. Eine ganz wichtige Größe ist dagegen die „Verpackung" der Kohlenhydrate. Kommen sie mit vielen Ballaststoffen daher, dann verlangsamt sich damit automatisch die Aufnahmegeschwindigkeit, ein hoher Anstieg des Blutzuckers bleibt aus.

Der GLYX-Faktor in Lebensmitteln

Lebensmittel mit niedrigem GLYX-Faktor

Alfalfasprossen	Kohlgemüse
Äpfel	Kürbiskerne
Apfelsaftschorle	Leinsamen
Aprikosen, frisch oder getrocknet	Linsen
Bohnen, grüne	Mandeln
Auberginen	Milch
Beeren	Möhren
Bitterschokolade (mindestens 70 % Kakao)	Nudeln aus Hartweizen
Blattsalate	Orangen
Brokkoli	Paprika
Buchweizen	Pilze
Bulgur	Pfirsiche
Buttermilch	Pflaumen
Getreidekörner, geschrotet	Pumpernickel
Grapefruits	Quark
Gurken	Reis, parboiled
Hülsenfrüchte	Roggen-vollkornbrot
Joghurt	Sellerie
Käse	Sojabohnen
Kefir	Spinat
Kidneybohne	Tomaten
Kirschen	Vollkornbrot
Kiwis	Vollkornmüsli
Knäckebrot	Zucchini

Lebensmittel mit mittlerem GLYX-Faktor

Ananas	Pizza mit Käse und Tomaten
Aprikosen in Dosen	Popcorn
Bananen	Reiscracker
Basmatireis	Rosinen
Bier	Rote Bete
Biskuits	Schokolade
Brot, glutenfrei	Süßkartoffeln
Butterkekse	Vollkornbrot, fein geschrotet
Chapati	Vollkornreis
Couscous	Wilder Reis
Cracker	Zuckermais
Eiscreme	
Erbsen, grüne	
Fruchtnektar	
Haushaltszucker	
Gebäck	
Gnocchi	
Honig	
Kartoffeln	
Konfitüre	
Kürbis	
Langkornreis, gekocht	
Mais	
Melonen	
Mangos	
Möhren, gekocht	

Lebensmittel mit hohem GLYX-Faktor

Bagel

Bier

Eis

Erdnussflips

Fruchtnektar

Gebäck

Chips

Karotten (gekocht)

Kartoffelpüree/Kartoffelpuffer

Knäckebrot

Marmelade

Likör

Limonade, Cola

Molke mit Fruchtgeschmack

Müsli mit Zuckerzusatz

Müsli mit Schokolade

Nougatcreme

Popcorn

Puffreis

Reis (weiß, Rundkorn)

Salzstangen

Saubohne

Schokolade (Vollmilch)

Wassermelone

Brötchen, Toast

Zwieback

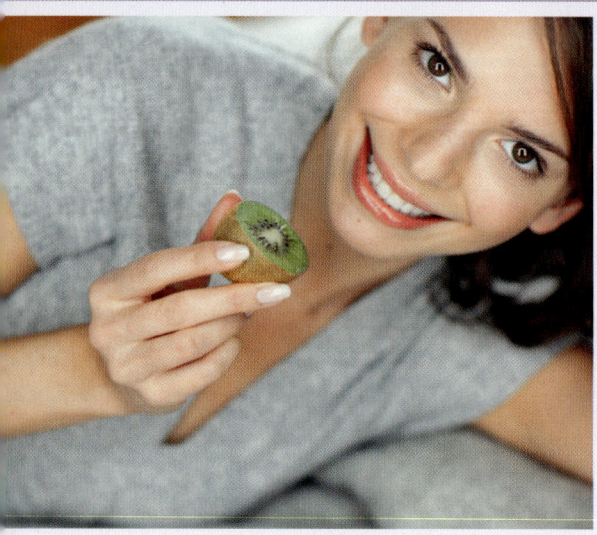

Der GLYX-Faktor

Sicher haben auch Sie schon festgestellt, dass manche Nahrungsmittel nur kurzfristig sättigen und dass sich bald darauf wieder Konzentrationsschwächen und Heißhungerattacken einstellen. Andere Nahrungsmittel hingegen sättigen lang anhaltend. In diesem Zusammenhang bietet der sogenannte GLYX-Faktor eine hilfreiche Orientierung. Der GLYX-Faktor bezeichnet den glykämischen Index der Nahrungsmittel. Je niedriger der glykämische Index, desto besser. Er beschreibt nämlich, wie schnell die Kohlenhydrate in Einfachzucker umgewandelt werden und in dieser Form den Blutzucker ansteigen lassen.

Die Tabelle zeigt, dass stärkehaltige Lebensmittel mit einem hohen Ballaststoffanteil einen deutlich günstigeren GLYX-Faktor aufweisen als Lebensmittel, die aus Auszugsmehl hergestellt werden. Weißbrot sollte also in Zukunft nur noch selten konsumiert werden.

Zudem kann man erkennen, dass fast alle Obst- und Gemüsesorten den empfohlenen niedrigen GLYX-Faktor aufweisen, nur einige wenige einen mittleren. Einen ungünstigen hohen GLYX-Faktor weist keine einzige Obst- oder Gemüsesorte auf. Nahrungsmittel und Nahrungsmittelkombinationen mit hohem GLYX-Faktor bewirken einen steilen Anstieg des Blutzuckerspiegels. Dadurch wird eine große Menge an Insulin ausgeschüttet, um diesen Zucker wieder abzubauen – was in der Folge wiederum zu einem rapiden Abfall des Blutzuckerspiegels führt. Ein rapider Abfall führt dann wieder zu einem großen Bedürfnis nach einer neuen Zuckerzufuhr, was dann erneut den Blutzucker und anschließend das Insulin nach oben schnellen lässt. Dieser Teufelskreis sollte aus medizinischer Sicht wegen des damit einhergehenden Diabetes-Risikos unbedingt vermieden werden.

Und was schließen wir daraus? Viel besser als Ein- und Zweifachzucker sind Mehrfachzucker, die in stärkehaltigen und ballaststoffreichen Nahrungsmitteln zu finden sind. Doch was macht Ballaststoffe so wertvoll? Sind sie nicht das, was der Name schon sagt: Ballast?

Ballaststoffe

Ballaststoffe sind die Gerüstsubstanzen von Zellmembranen pflanzlicher Nahrung, die für den Menschen unverdaulich sind. Dennoch sind Ballaststoffe für unsere Gesundheit unabdingbar, denn sie erfüllen wichtige Funktionen im Verdauungstrakt und haben positive Auswirkungen auf unseren Stoffwechsel.

Die in Vollkornprodukten vorkommenden unlöslichen Ballaststoffe sind für eine normale Darmtätigkeit unentbehrlich. Sie wirken gegen Verstopfung, Hämorrhoiden und Divertikulose (Ausstülpungen des Dickdarms, die sich entzünden können). Darüber hinaus senken sie vermutlich auch das Risiko für Dickdarmkrebs.

Die löslichen Ballaststoffe, die hauptsächlich in Obst, Gemüse, Kartoffeln und Haferprodukten vorkommen, haben einen positiven Einfluss auf den Fett- und Kohlenhydratstoffwechsel. Mit hohen Verzehrmengen können sogar die Blutfettwerte und der Cholesterinspiegel gesenkt werden. Außerdem wirken sich lösliche Ballaststoffe günstig auf den Blutzuckerspiegel aus und können die Entstehung von krebsauslösenden Substanzen im Dickdarm verringern.

Ein weiterer Vorteil von Ballaststoffen besteht darin, dass das Sättigungsgefühl länger anhält, was wiederum zur Folge hat, dass man weniger zwischendurch isst. Allerdings können die Ballaststoffe nur dann ihre volle Wirkung entfalten, wenn man auch ausreichend Flüssigkeit zu sich nimmt, um die Ballaststoffe auf diesem Weg quellen zu lassen.

Darüber hinaus regen Ballaststoffe zu gründlichem Kauen an. Gründliches Kauen wiederum verlängert die Dauer der einzelnen Mahlzeiten, was dabei hilft, nur so viel zu essen, bis das Sättigungsgefühl eintritt – und nicht mehr.

Als Mindestmenge der täglichen Ballaststoffzufuhr für Jugendliche und Erwachsene werden 30 Gramm empfohlen. Über den Tag verteilt würde man die empfohlene Verzehrmenge von 30 Gramm beispielsweise mit folgenden Lebensmitteln erzielen:

Ballaststoffe

3 Scheiben Vollkornbrot à 50 g	13,0 g
3 Kartoffeln à 80 g	6,0 g
1 Portion Blumenkohl (200 g)	6,0 g
1 Karotte (100 g)	3,5 g
1 Portion Feldsalat (75 g)	1,4 g
1 Apfel (150 g)	3,0 g
1 Portion Beerenobst (150 g)	1,2 g
Ballaststoffaufnahme gesamt:	34,1 g

Tipps für eine ballaststoffreiche Ernährung:

— *täglich Vollkornbrot essen*
— *insgesamt mehr Vollkornprodukte wie Naturreis, Vollkornnudeln oder Getreideflocken einplanen*
— *Mindestens fünf Portionen Obst und Gemüse am Tag verzehren. Das bietet neben einer Versorgung mit Ballaststoffen noch viele weitere Vorteile. (Vitamine und sekundäre Pflanzenstoffe)*
— *30 g Nüsse*
— *3–6 Mandeln*
— *Hülsenfrüchte, wie Erbsen, Bohnen und Linsen öfter auf den Speiseplan setzen*

4

Insulinkreislauf

Ein hoher Zuckergehalt des Blutes führt kurze Zeit später zu einem hohen Insulinausstoß, da der ganze Zucker schließlich abgebaut werden muss. Wenn der Insulinspiegel aber ständig überhöht ist, da durch ungesunde Ernährung der Blutzuckerspiegel permanent zu steil ansteigt, birgt dies die Gefahr einer Insulinresistenz und damit die Gefahr, an Typ-2-Diabetes zu erkranken. Gleichzeitig erhöht sich das Risiko für ein signifikantes Übergewicht, denn Insulin blockiert für mehrere Stunden den Fettabbau.

Insulin ist sozusagen ein „Masthormon", das Fett in die Fettdepots transportiert – diese aber nicht wieder hinauslässt. Diese Falle wirkt besonders effektiv, wenn Kohlenhydrate zusammen mit Fett und Eiweiß verspeist werden. Im Zusammenhang mit Alkohol wirkt diese Kombination noch ungünstiger, da Alkohol nicht nur die Fettverbrennung behindert, sondern auch den Abbau von Insulin. Beispiele für eine solche Kombination wären der klassische Schweinebraten mit Spätzle und Rahmsoße und dazu ein Bier oder ein Sektfrühstück mit Butter-Croissants und Rührei. Viel besser wären ein Frühstück mit Müsli, frischem Obst und fettarmem Joghurt oder ein Mittagessen mit gegrilltem Fisch, Gemüse und Reis.

Die insulingesteuerte Ernährung

An dieser Stelle lohnt sich ein kleiner Exkurs. Sie wissen jetzt einiges über Kohlenhydrate, Insulin und Ballaststoffe und haben auch schon einiges über Ernährungssünden und gesunde Alternativen erfahren. Es gibt jedoch noch einen weiteren Zusammenhang, über den Bescheid zu wissen bei einer dauerhaften Gewichtsreduktion helfen kann.

Im Folgenden werden Sie erfahren, was es mit einer insulingesteuerten Ernährung auf sich hat und wie Sie auf diesem Weg einfach und effektiv, sozusagen im Schlaf, das eine oder andere überflüssige Kilo abbauen können.

Eine zentrale Rolle kommt dabei dem Insulin zu. Insulin ist ein Hormon, das die Nahrung, die wir unserem Körper zukommen lassen, an die jeweiligen Körperzellen verteilt. Fast alle Körperzellen besitzen an ihren Zellmembranen „Schlüssellöcher", die mit dem „Schlüssel" Insulin aufgeschlossen werden. Auf diese Weise können Zucker, Aminosäuren und Fettsäuren in die jeweiligen Zellen eindringen und dort entweder zur Energiegewinnung verbrannt oder als Baustein genutzt werden. Irgendwann ist eine Zelle jedoch voll und gesättigt. Der „Schlüssel" Insulin versucht dann vergeblich, die Tür zu öffnen, aber weil sie von innen abgeschlossen ist, kann das Insulin die Zellentür nicht öffnen. Auf diese Weise kommt es zu einem Nährstoffstau im Blut. Der Körper weiß sich angesichts des Überangebotes nicht anders zu helfen, als noch mehr Insulin auszuschütten und mit aller Macht zu versuchen, die Nährstoffe in die Zellen einzuschleusen. Wenn dieser durch Überernährung initiierte Prozess zu oft und zu lange anhält, wird es für das Insulin immer schwerer, die Türen zu öffnen. Es kommt zu der in Kapitel eins angesprochenen Insulin-Resistenz, dem Diabetes Typ 2.

Doch zurück zur Insulin-Wirkung: Wenn das Insulin seine Aufgabe erfüllt hat, verschwindet es nicht einfach und lässt die Tür offen stehen. Es schließt die Tür der jeweiligen Zellen auch wieder ab – und das für ungefähr fünf Stunden. Die Nährstoffe sitzen also in den Fettzellen erst einmal fest und können nicht abgebaut werden. Wer dann vor Ablauf der Fünf-Stunden-Frist erneut etwas zu sich nimmt, verlängert damit die Schließzeit um weitere fünf Stunden.

Was können wir daraus ableiten? Jahrelang wurde davon ausgegangen, dass man täglich mindestens fünf kleine Mahlzeiten zu sich nehmen sollte. Mittlerweile ist sich die Wissenschaft sicher, dass dies die falsche Strategie ist! Damit die Nährstoffe und damit auch das Fett in den Zellen verbrannt werden kann und der Insulinspiegel wieder sinken kann, sollten zwischen den Mahlzeiten mindestens fünf Stunden Pause liegen – und diese sollten nicht durch Zwischenmahlzeiten unterbrochen werden. Zugegeben: Das bedarf vermutlich einer Umstellung Ihrer Essgewohnheiten, andererseits ist es aber gar nicht so schwer, weil Sie sich auch mit zwei bis drei Mahlzeiten täglich satt essen können.

Doch nicht nur der Fünf-Stunden-Takt hilft uns beim Abnehmen. Auch die Zusammenstellung von Frühstück-, Mittag- und Abendessen ist wichtig, um eine optimale Fettverbrennung zu fördern.

Es gibt neben dem Insulin noch drei weitere Hormone, die die Türen der Fettzellen öffnen können, die sozusagen einen geheimen Zweitschlüssel besitzen und die Wirkung des Insulins ergänzen: Zum einen sind das die sogenannten Bewegungshormone Adrenalin und Noradrenalin, zum anderen ist es das nachtaktive Wachstumshormon Melatonin. Wer diese drei Hormone optimal nutzen möchte, sollte die goldenen Regeln der insulingesteuerten Ernährung in sein Leben integrieren:

Die 4 goldenen Regeln der Insulingesteuerten Ernährung ⋯⟩

⋯⟩ **1**

Stellen Sie alle Mahlzeiten so zusammen, dass eine möglichst geringe Insulin-Ausschüttung hervorgerufen wird. Dabei hilft Ihnen eine ballaststoffreiche Ernährung und die Berücksichtigung des GLYX-Faktors.

⋯⟩ **2**

Essen Sie nicht mehr als drei sättigende Mahlzeiten täglich und verzichten Sie zwischendurch auf alle Zwischenmahlzeiten und kalorienreiche Getränke.

··❖ 3

Regen Sie Ihre Bewegungshormone durch Bewegung in Form von Sport und Bewegung im Alltag an. Tipps und Informationen dazu finden Sie in Kapitel drei.

··❖ 4

Stimulieren und unterstützen Sie Ihr Wachstumshormon Melatonin durch eine geeignete Ernährung (s. u.), ausreichend Bewegung und einen möglichst ausgiebigen und erholsamen Schlaf. Auf diese Weise wird Ihre nächtliche Fettverbrennung in Gang gesetzt.

Melatonin spielt für unseren Fettabbau, unsere Regeneration und damit für unsere Gesundheit eine äußerst wichtige Rolle. Unser Ziel sollte deshalb sein, die Melatoninausschüttung auf natürliche Weise so hoch wie möglich zu halten. Alkohol und Nikotin sollten aus diesem Grund, wenn überhaupt, nur in Maßen genossen werden. Nicht nur, dass diese Angewohnheiten unserem Körper in vielerlei anderer Hinsicht schaden – sie hemmen auch die Melatonin-Ausschüttung.

Die Insulin-Trennkost

Die für eine optimale Nutzung der genannten Hormone beste Form der Ernährung ist die sogenannte Insulin-Trennkost. Dies hat vor allem mit unserem Lebensrhythmus zu tun, das heißt mit unserer aktiven Phase am Tag und unserer regenerativen Phase in der Nacht, in der notwendige Reparaturarbeiten durchgeführt werden. Das wichtigste Hormon, das diesen Wechsel von der aktiven Tagphase zur regenerativen Nachtphase steuert, ist das Hormon Melatonin.

Je dunkler es wird, umso mehr Melatonin wird von unserem Körper ausgeschüttet. Dieses Melatonin wird in unsere Zellen transportiert und gibt dort das Signal dafür, dass die Zellen ihren Stoffwechsel umstellen. Der Schalter legt sich vom Leistungsstoffwechsel auf den Regenerationsstoffwechsel um.

Wenn wir uns dann schlafen legen, beginnen die Reparaturarbeiten unseres Körpers. Diese Reparaturarbeiten wiederum werden über das Wachstumshormon gesteuert. Da Reparaturen sehr energieintensiv sind, werden im Schlaf die Fettdepots als Energiereserven angezapft. Das Wachstumshormon ist im Zusammenhang mit der Anti-Aging-Industrie wegen der gesundheitlichen Risiken in Verruf geraten. Doch im Gegensatz zur Anti-Aging-Industrie wird an dieser Stelle nicht empfohlen, die Konzentration des Schlankmacherhormons in Form von Pillen künstlich zu steigern. Wir wollen lediglich auf ganz natürliche Art und Weise

dafür sorgen, dass es seiner Arbeit nachgehen kann. Und das ist garantiert nicht
gesundheitsschädlich. Steigern wir das
Melatonin auf natürliche Weise, so bekommen wir spielend, gesund und erholsam im
Schlaf unser Fett weg – vorausgesetzt, die
Fettverbrennung wird nicht gestört.

Der größte Störfaktor für die nächtliche
Fettverbrennung ist eine kohlenhydratreiche
Mahlzeit. Kohlenhydrate provozieren eine
massive Insulinausschüttung – und Insulin
blockiert ja, wie wir wissen, die Fettverbrennung für fünf Stunden.

So nehmen Sie schlafend ab ····⯈

····⯈ Essen Sie abends kohlenhydratfrei

Wenn Sie Ihre abendliche Mahlzeit aus ei-
weißreichen Nahrungsmitteln und Salat oder
Gemüse zusammensetzen und komplett auf
Kohlenhydrate in Form von Brot, Kartoffeln, Nudeln und Ähnlichem verzichten,
unterstützen Sie damit optimal die Bildung
und Wirkung des Wachstumshormons.
Zum einen wird durch eine kohlenhyd-
ratfreie Mahlzeit kaum Insulin freigesetzt,
sodass es auch nicht als Gegenspieler des
Wachstumshormons agieren kann. Zum
anderen liefert das verzehrte Eiweiß wichtige
Aminosäuren, die zur Bildung des Wachstumshormons benötigt werden. Das dafür
zuständige Arginin und Lysin ist in Geflügel,
Fisch, Eiern und Meeresfrüchten enthalten,
vor allem aber in Milch und Milchprodukten.

····⯈ Essen Sie früh zu Abend

Die ideale Abendessenszeit liegt zwischen
17 und 19 Uhr. Wenn Sie sich daran halten,
kann Ihr Verdauungsstoffwechsel noch vor
dem Schlafengehen zur Ruhe kommen.
Die Insulin-, Blutfett- und Blutzuckerwer-
te sinken, was wiederum ein Signal für
unseren Körper ist, verstärkt Wachstums-
hormone auszuschütten. Also: Naschen Sie
nicht mehr vor dem Fernseher, verzichten
Sie auf das abendliche Bier oder das Glas
Wein und vermeiden Sie generell, später am
Abend zu kochen.

····⯈ Ein kleiner Spaziergang wirkt Wunder

Moderate Bewegung am Abend ist aus
vielen Gründen sehr zu empfehlen: Sie entspannt besser als fernsehen, man verbrennt
Kalorien und fördert die Ausschüttung des
Wachstumshormons. Versuchen Sie also,
Bewegung in Ihre Abendgestaltung zu
integrieren. Ihre Gesundheit, ihre Laune
und ihre Fettverbrennung werden es Ihnen
danken! Tipps und Tricks, wie diese
Bewegung aussehen könnte, erfahren
Sie in Kapitel drei.

····⯈ Schlafen Sie gut!

Je länger und besser Sie schlafen, desto
besser läuft die Regeneration Ihres Körpers
und desto effektiver läuft die Fettverbrennung. Schon nach ca. 90 Minuten beginnt
das Wachstumshormon in der Tiefschlaf-
phase zu arbeiten. Gehen Sie also möglichst früh zu Bett und gönnen Sie sich

so viel Schlaf wie möglich! Regel drei hilft Ihnen dabei, den Stress des Tages von sich abfallen zu lassen, Regel zwei hilft Ihnen dabei, dass Sie sich nicht durch eine zu späte Mahlzeit zu vollgegessen fühlen, um einschlafen zu können.

Flüssigkeitszufuhr

Ohne feste Nahrung kann der Mensch bis zu 30 Tage auskommen. Ohne Wasser nur zwei bis vier Tage. Ausreichendes Trinken ist also lebensnotwendig, schließlich besteht der Mensch zu mehr als 50 Prozent aus Wasser. Wasser ist Bestandteil aller Zellen und Körperflüssigkeiten, es ist Transport- und Lösungsmittel für Nährstoffe und Stoff-wechselendprodukte, es bildet bei bioche-mischen Prozessen den Reaktionspartner, sorgt für eine konstante Körpertemperatur und ist für das Quellen des Speisebreis im Darm unerlässlich. Wassermangel führt schon nach kurzer Zeit zu schwerwiegen-den gesundheitlichen Schäden. Rasch kommt es zur Eindickung des Blutes, zu Kreislaufversagen und im Extremfall zum Tod. Ohne Wasser geht nichts! Die Frage ist also: Trinken wir genug und trinken wir das Richtige? Bei vielen Menschen lautet die Antwort darauf: Nein.

Man kann sich für seinen persönlichen Flüssigkeitsbedarf an den Angaben der Ta-belle orientieren oder aber an der folgenden, noch etwas präziseren Faustregel: Erwach-sene und Jugendliche benötigen je nach Alter zwischen 30 und 40 ml Wasser pro Kilogramm Körpergewicht. Das hört sich erst einmal nicht so viel an, ist aber sehr wahr-

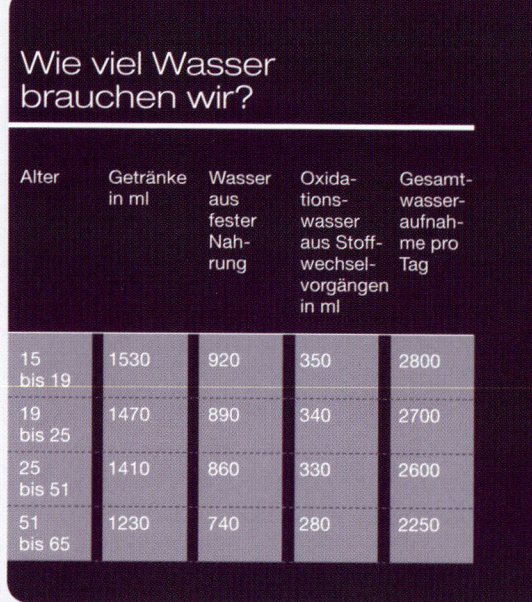

Wie viel Wasser brauchen wir?

Alter	Getränke in ml	Wasser aus fester Nah-rung	Oxida-tions-wasser aus Stoff-wechsel-vorgängen in ml	Gesamt-wasser-aufnah-me pro Tag
15 bis 19	1530	920	350	2800
19 bis 25	1470	890	340	2700
25 bis 51	1410	860	330	2600
51 bis 65	1230	740	280	2250

scheinlich deutlich mehr, als Sie gewohnt sind zu trinken. Ein Beispiel: Eine 30-jährige Frau mit einem Körpergewicht von 65 kg sollte nach dieser Faustregel täglich etwa 2,5 Liter trinken.

Besonders beim Vorhaben „Gewichts-reduktion" ist eine optimale Wasserversor-gung wichtig, denn nur so wird sicherge-stellt, dass der Körper die bei der Abnahme freigesetzten Schlackestoffe zügig entsor-gen kann. Ein großes Glas Wasser dämpft zudem so manches Hungergefühl und ist vor jeder Mahlzeit anzuraten, denn es füllt schon einmal den Magen.

Unter besonderen Umständen kann der Flüssigkeitsbedarf sogar noch höher sein. In sehr heißem und sehr kaltem Klima steigt der Bedarf, da über Schweiß bzw. über die

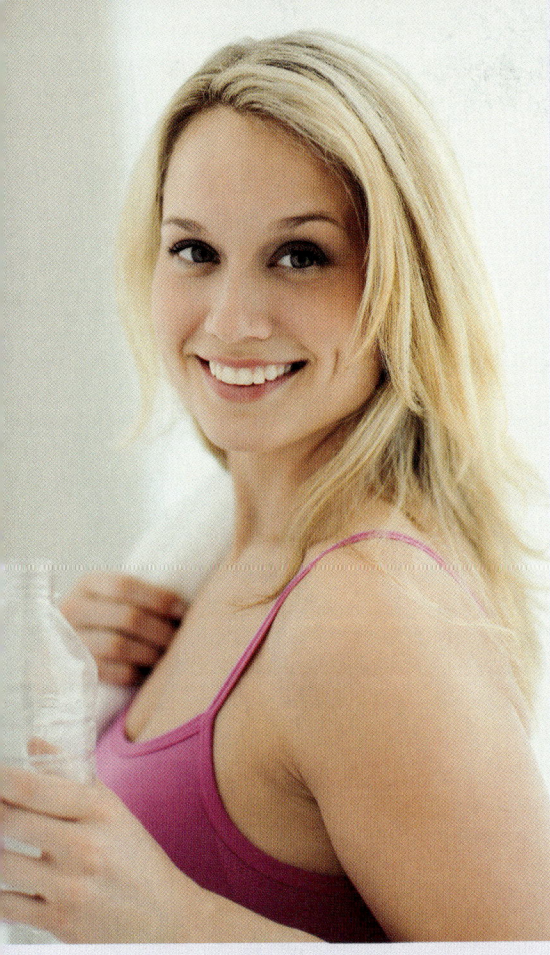

auch über die Haut und die Lunge ständig Flüssigkeit ausscheidet, ist eine regelmäßige Wasserzufuhr unerlässlich, das heißt: Besser in regelmäßigen Abständen ein großes Glas Wasser trinken, als eine ganze Flasche in einem Zug. Wer erst trinkt, wenn sich ein Durstgefühl einstellt, wartet bereits zu lange. Durst ist ein Alarmsignal unseres Körpers, und es ist natürlich besser, wenn er ausreichend versorgt wird und erst gar keine Alarmsignale aussenden muss. Und keine Angst: Zu viel getrunkene Flüssigkeit schadet dem gesunden Organismus nicht, sondern wird einfach über die Nieren wieder ausgeschieden.

Trinken Sie ausreichend, leisten Sie damit einen großen Beitrag zu Ihrem Wohlbefinden, Ihrer Fitness und Ihrem Aussehen. Trinken Sie zu wenig, können folgende Alarmsignale ein Hinweis darauf sein:

* **Leiden Sie häufig an Müdigkeit und Konzentrationsschwäche?**

* **Fühlen Sie sich in Ihrer körperlichen Leistungsfähigkeit eingeschränkt?**

* **Haben Sie häufig Kopfschmerzen?**

* **Leiden Sie unter Verstopfung?**

* **Neigen Sie zu Harnwegsinfektionen?**

feuchte Atemluft mehr Flüssigkeit ausgeschieden wird. Ebenso steigt der Bedarf bei körperlicher Aktivität durch Arbeit oder Sport. Bei intensiver Bewegung entsteht pro Stunde ein Mehrbedarf von 0,5 bis ein Liter Flüssigkeit. Zu guter Letzt steigt unser Flüssigkeitsbedarf bei Erkrankungen wie Fieber, Erbrechen und Durchfall, da auch hier mehr Flüssigkeit als üblich ausgeschieden wird. Da der Körper über Nieren und Darm, aber

Eine ausreichende Wasserzufuhr ist unerlässlich, um Gesundheit und Wohlbefinden zu gewährleisten und die Gewichtsreduktion zu unterstützen. Setzen Sie also morgens nicht nur einen Kaffee auf, sondern auch eine Kanne Kräutertee, und trinken Sie diese bis zur Mittagspause Tasse für Tasse aus. Trinken Sie dann zum Mittagessen ein weiteres großes Glas Wasser. Nachmittags sollten Sie sich angewöhnen, immer eine große Wasserflasche bei sich zu haben oder sich nochmals eine Kanne Tee zu kochen. Bis zum Abendessen sollte die Flasche oder die Kanne ausgetrunken sein. Danach noch mal ein großes Glas zum Abendbrot – so einfach decken Sie Ihren Flüssigkeitsbedarf. Wichtig ist, die ausreichende Flüssigkeitszufuhr in den Tagesablauf zu integrieren. Und dabei hilft Ihnen die Macht der Gewohnheit, die sich immer dann einstellt, wenn wir über einen gewissen Zeitraum hinweg ein und dieselbe Handlung immer wiederholen. Beginnen Sie also besser heute als morgen! Und legen Sie sich neben einer ausreichend großen Thermoskanne für Ihren Tee auch einen Vorrat an Lieblingstees zu.

Wenn Sie unter den oben genannten Beschwerden leiden, kann dies ein Hinweis darauf sein, dass Sie in der Vergangenheit zu wenig getrunken haben und daran etwas ändern sollten.

Richtig Trinken

Etwa ein Drittel der benötigten Wassermenge wird über feste Nahrung – besonders über Obst und Gemüse – aufgenommen. Mehr als die Hälfte muss also über Getränke gedeckt werden. Die Frage ist nur: welche?

Die besten Durstlöscher sind Mineralwasser sowie Kräuter- und Früchtetees. Doch auch stark verdünnte Saftschorlen sind zu empfehlen, denn Sie liefern zusätzlich wichtige Vitamine und Mineralstoffe. Genussmittel wie Kaffee, schwarzer Tee und alkoholische Getränke, aber auch Limonaden, unverdünnte Säfte und Softdrinks wie Eistee sollten dagegen nur in Maßen getrunken werden und sind als Durstlöscher nicht geeignet.

Neben den gesundheitlichen Folgen, die ein zu hoher Konsum dieser Genussmittel haben kann, liefern diese Getränke auch viel zu viele versteckte Kalorien. Die nebenstehende Tabelle macht dies deutlich.

Noch ein Wort zu Alkohol

Der Alkoholkonsum nimmt beständig zu und hat mittlerweile alarmierende Ausmaße angenommen. Vor allem immer mehr junge Menschen greifen zu Bier, Wein und Hochprozentigem. In alkoholischen

Versteckte Kalorien in Getränken

Getränkeart	Kcal pro 100 ml
Wasser	0
Tee	0
Buttermilch	37
Kakao, 3,5 %	78
Milch, 3,5 %	64
Milch, 1,5 %	47
Apfelsaft	48
Orangensaft	39
Cola	68
Limonade	49
Traubensaft	65
Grapefruitsaft	41
Gemüsesaft	15
Sekt, trocken	75
Sekt, lieblich	108
Rotwein, trocken	80
Weißwein, trocken	89
Pils	42
Doppelbock	55
Federweißer	80
Bier, alkoholfrei	26
Malzbier	54

In Getränken befinden sich aber nicht nur viele versteckte Kalorien, die zu Übergewicht führen können. Langfristig führt regelmä-

ßiger Alkoholkonsum auch zur Sucht und hat nicht selten schwere gesundheitliche Schäden zu Folge. So können Organe – besonders die Leber – Schäden davontragen, aber auch Nervenleiden, psychische Störungen und manche Krebserkrankungen können die Folge sein. Für Frauen besteht beispielsweise bereits bei weniger als 20 Gramm Alkohol täglich ein erhöhtes Risiko für Organschäden oder Brustkrebs. Während der Schwangerschaft oder der Stillzeit sollten Frauen überhaupt keinen Alkohol trinken, um ihr Kind keinem Gesundheitsrisiko auszusetzen. Als Richtwert für den Alkoholkonsum gilt:

Gesunde Frauen sollten nicht mehr als 10 Gramm Alkohol täglich zu sich nehmen, gesunde Männer nicht mehr als 20 Gramm. 20 Gramm Alkohol sind beispielsweise in 0,5 Liter Bier oder in 0,25 Liter Wein enthalten.

Für Ihre Gesundheit, Ihr Wohlbefinden und eine Gewichtsreduktion ist – zusammenfassend gesagt – also eine Analyse und anschließende Optimierung des eigenen Trinkverhaltens unabdingbar. Alles in allem ist es gar nicht so schwer. Statt der fünften Tasse Kaffee trinkt man einfach eine Saftschorle, einen Tee oder einfach nur ein Glas Wasser. Und statt des täglichen Biers oder Weins sollten Sie sich andere Rituale

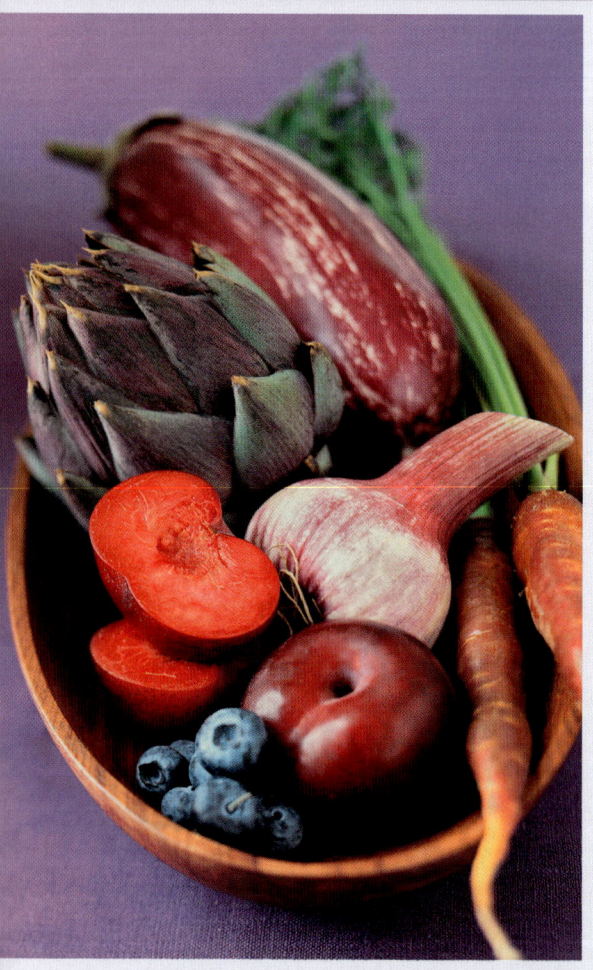

Vitamine

„Vita" kommt aus dem Lateinischen und bedeutet „Leben". Und in der Tat: Vitamine sind lebensnotwendig. Sie liefern zwar weder Energie noch sind sie Bausteine unserer Zellen, dennoch wären ohne Vitamine viele Körperfunktionen nicht möglich. Sie steuern lebenswichtige Abläufe und haben nachweislich einen Nutzen in der Krebsvorsorge. Man unterscheidet zwischen fettlöslichen und wasserlöslichen Vitaminen.

— *fettlösliche Vitamine*
— *wasserlösliche Vitamine*
— *Beta-Carotin, Vitamin D, A, E und K*
— *Vitamin C, B12, B1, B6, B2, Folat, Niacin, Biotin*

Weil unser Körper zu einem großen Teil aus Wasser besteht, kann er die wasserlöslichen Vitamine gut verwerten. Bei den fettlöslichen sieht das anders aus. Damit diese Vitamine in unserem Körper ihre Wirkung voll entfalten können, muss ihm Fett zugeführt werden.

Doch was können die Vitamine im Einzelnen und wovor schützen sie uns? Die folgende Tabelle bietet Ihnen einen Überblick über die wichtigsten Vitamine, ihre Funktionen und ihr Vorkommen in Nahrungsmitteln:

überlegen, um Feierabendstimmung aufkommen zu lassen. Wie wäre es mit einem Spaziergang? Oder einem Entspannungsbad? Keine Sorge, Sie müssen nicht generell auf Alkohol verzichten. Aber der routinemäßige und tägliche Genuss sollte von nun an der Vergangenheit angehören!

Überblick über die wichtigsten Vitamine

Vitamin	Funktion	Vorkommen	Bei Unter-versorgung	Empfohlene Tagesdosis
ß-Carotin	Wird im Körper teilweise zu Vitamin A umgebaut, wirkt antioxidativ.	In farbintensivem Gemüse wie Karotten und Tomaten, aber auch in tiefgrünem Blattgemüse wie Spinat.	s. Vitamin A	2,0–4,0 mg
A (Retinol)	Reguliert das Zellwachstum, hält Haut und Schleimhäute gesund. Unterstützt die Sehfähigkeit, stärkt das Immunsystem.	Nur in tierischen Lebensmitteln, hauptsächlich in Leber.	Nachtblindheit, Erblindung, starke Schwächung des Immunsystems	0,8–1,1 mg
D (Calciferol)	Regelt den Phosphat- und Calciumstoffwechsel, sorgt für gesunde Knochen.	Zur Bildung ist UV-Licht nötig, viel Bewegung im Freien fördert die Vitamin-D-Bildung. In Lebertran, Fettfischen (Hering, Lachs Makrele), Eigelb.	Knochenbrüche, Knochenver-formungen bei Kindern	5 g, ab 65 Jahre 10 g
E (Tocopherol)	Wirkt als natürliches Antioxidans, denn es stärkt die Zellmembrane, wehrt freie Radikale ab, verhindert Oxidationen von ungesättigten Fettsäuren und von Vitamin A in den Zellmembranen.	In Weizenkeimöl, Diätmargarine mit Linolsäure, Sonnenblumenöl, Haselnüssen.	Schädigungen der Zellmem-branen,des Nervensystems und der Muskulatur	12–15 mg
K (Phyllo-chinon)	Essenzieller Baustein für die Bildung von Blutgerinnungs-faktoren, sorgt für eine gute Knochen-bildung.	Besonders in grünen Gemüsearten, z.B. Spinat, Rosenkohl, Chicoree, aber auch in Milch und Milchprodukten.	Blutge-rinnungs-störung, erhöhte Blutu-ngsneigung	60–80 mg
B1 (Thiamin)	Übernimmt wichtige Funktionen für den Energie- und Kohlen-hydratstoffwechsel, sowie für das Nervenge-webe und die Muskulatur, sorgt für Energie.	In Muskelfleisch (besonders vom Schwein), Leber, Scholle, Thunfisch, Vollkorn-produkten, Hülsen-früchten, Kartoffeln.	Störungen im Kohlenhydrat-stoffwechsel, Beri-Beri (Ödeme, Herzmuskel-schwäche, Skelett-muskelschwund)	1,0–1,3 mg

Vitamin	Funktion	Vorkommen	Bei Unterversorgung	Empfohlene Tagesdosis
B2 (Riboflavin)	Übernimmt Aufgaben im Protein- und Energiestoffwechsel.	In Vollkornprodukten, Milch und Milchprodukten, Seefisch, Champignons, Spinat und Schweineleber.	Eingerissene Mundwinkel, Entzündungen der Zunge und der Mundschleimhaut, Wachstumsstörung, Blutarmut	1,2–1,5 mg
Niacin	Unterstützt den Auf- und Abbau von Kohlenhydraten, Fettsäuren und Aminosäuren sowie wichtige Schritte bei der Zellteilung.	In magerem Fleisch, Fisch, Milch, Eiern, Brot, Backwaren und Kartoffeln, ganz besonders in Schweineleber, Rindfleisch und in Hering.	Pellagra (Hautveränderungen an lichtausgesetzten Stellen), Schleimhautveränderungen des Mundes, der Zunge und des Magen-Darm-Trakts	13–17 mg
B6 (Pyridoxin)	Fördert Prozesse im Aminosäurenstoffwechsel, unterstützt Funktionen des Nervensystems, der Immunabwehr und fördert die Bildung von Hämoglobin.	In fast allen Lebensmitteln, besonders in Hähnchenbrust, Schweineschnitzel, Rosenkohl, grünen Bohnen, Bananen, Blumenkohl und Seelachs.	Hautentzündungen, Blutarmut, Störung der Nervenfunktion	1,2–1,6 mg
Folsäure/Folat	Übernimmt Aufgaben bei der Zellerneuerung, ist an der Weitergabe des genetischen Codes von Zelle zu Zelle beteiligt, ist wichtig für die Blutbildung, im Proteinstoffwechsel und im Nervengewebe, senkt zudem das Risiko für Herz-Kreislauf-Erkrankungen.	In rohen Tomaten, Spinat und Gurken, Orangen, Weintrauben, Vollkornbackwaren, Kartoffeln, Fleisch, Leber, Weizenkeimen, Sojabohnen, Milchprodukten. Besonders in Geflügelleber, Brokkoli, Spargel, Spinat, Rosenkohl.	Störungen des Blutbildes, in schweren Fällen Anämie	400 mg, in der Schwangerschaft: 600 mg
Pantothensäure	Nimmt als Bestandteil des Coenzyms A eine zentrale Stellung im Energiestoffwechsel ein, sorgt für Fett- und Kohlenhydratabbau und den Aufbau von Fettsäuren, Cholesterol und einigen Hormonen.	Bedarf bei einer vollwertigen Ernährung gesichert. Besonders in Schweineleber, Kalbfleisch, Hering, Milch, Vollkornprodukten.	Herzklopfen, Hautkribbbeln, schlechte Wundheilung, unkoordinierte Bewegungen	6 mg

Vitamin	Funktion	Vorkommen	Bei Unter-versorgung	Empfohlene Tagesdosis
Biotin	Hilft im Stoffwechsel beim Aufbau von Kohlenhydraten und Fettsäuren und beim Abbau von Aminosäuren.	In Leber, Nüssen, Haferflocken, Spinat, Champignons, Linsen, Hühnerei (gekocht).	Entzündliche Haut-veränderungen, Schwäche, Übelkeit, Depressionen	30–60 g
B12 (Cobalamin)	Hilft beim Abbau einzelner Fettsäuren, fördert die Blutbildung.	Nur in tierischen Lebensmitteln wie Leber (besonders Kalbsleber), Muskel-fleisch, Fisch (bes. Hering), Eiern.	Blutarmut, Anämie, Schädigungen des Rückenmarks	3,0 g
C (Ascorbin-säure)	Hilft beim Aufbau des Bindegewebes, der Knochen und Zähne, hat eine antioxidative Wirkung, hilft bei Wundheilung, ver-hindert die Bildung von krebsauslösendem Nitro-samin, verbessert die Verwertung von Eisen.	In Obst und Gemüse, besonders in schwarzen Johannisbeeren, Zitrus-früchten, Paprika, Brokkoli, Fenchel.	Schlechte Wund-heilung, erhöhte Infektanfälligkeit, in schwerer Form: Skorbut	100 mg, Raucher, Diabetiker, Sportler und bei viel Stress: Bedarf erhöht

Doch die Tabelle macht auch noch etwas anderes deutlich: Erst eine vollwertige Er-nährung, abwechslungsreich und frisch, mit viel Obst und Gemüse, stellt Ihre Vitamin-versorgung sicher. Aber nicht allein wegen der Vitamine ist eine vollwertige Ernährung anzuraten. Es gibt noch andere Argumente für eine solche Ernährungsform.

Mineralstoffe

Mineralstoffe sind unentbehrlich für den reibungslosen Ablauf zahlreicher Stoff-wechselprozesse, ob es nun um den Auf-bau von Knochen, Zähnen, Blutzellen und Hormonen geht oder um die Regelung der Gewebespannung und des Wasserhaus-halts. Und auch für die Reizübertragungen des Nervensystems oder für die Aktivierung bestimmter Enzyme sind Mineralstoffe unentbehrlich. Entsprechend der Größen-ordnung ihrer Vorkommen im Körper wer-den die Mineralstoffe begrifflich unterteilt in Mengenelemente und Spurenelemente – von den Mengenelementen benötigen wir mehr, von den Spurenelementen weniger.

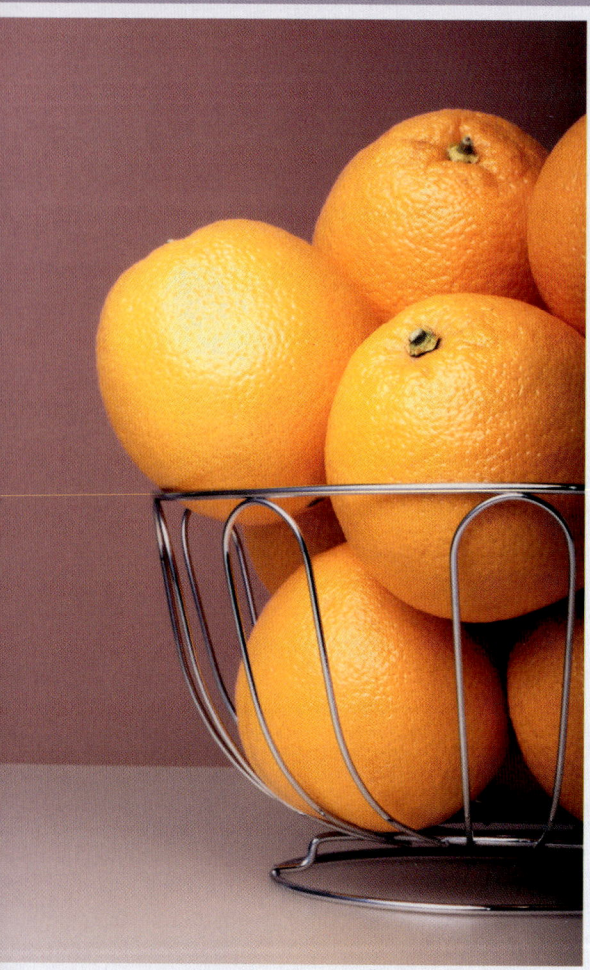

das Vorkommen der wichtigsten Mineralstoffe.

Sekundäre Pflanzenstoffe

Nach den Vitaminen und den Mineralstoffen bleiben nun noch die sekundären Pflanzenstoffe. Ihnen wurde in letzter Zeit von der Forschung immer mehr Aufmerksamkeit gewidmet, denn Sie übernehmen wichtige Funktionen bei der Regeneration und der Erhaltung der Gesundheit.

Sekundäre Pflanzenstoffe können Oxidationsprozesse verhindern, die durch freie Radikale ausgelöst werden. Da wir ständig von diesen freien Radikalen umgeben sind, ist unser Körper auch ständig gefordert, gegen diese vorzugehen und hat deshalb ein körpereigenes Abwehrsystem geschaffen. Die verschiedenen über die Nahrung aufgenommenen Antioxidantien unterstützen ihn bei dieser Aufgabe. Zu den Antioxidantien aus der Nahrung zählen Vitamin C und E, Carotinoide, Flavonoide und weitere sekundäre Pflanzenstoffe. Während die Vitamine zu den essenziellen Nährstoffen gerechnet werden, also lebenswichtig sind, werden die sekundären Pflanzenstoffe zu den gesundheitsfördernden Substanzen gezählt. Mittlerweile sind über 30.000 verschiedene sekundäre Pflanzenstoffe bekannt. Eingeteilt werden sie in Carotinoide, Phytosterine, Glucosinolate, Flavonoide, Protease-Inhibitoren, Monoterpene, Phytoöstrogene, Sulfide und Sponinen.

Zu den Mengenelementen zählen beispielsweise Natrium, Chlorid, Kalium, Calcium, Phosphor und Magnesium. Zu den Spurenelementen zählen unter anderem Eisen, Jod, Fluorid, Zink und Selen.

Wie schon bei den Vitaminen bietet Ihnen die nebenstehende Tabelle einen Überblick über die Funktionen, den Bedarf und

Überblick über die wichtigsten Mineralstoffe

Mineralstoffe	Funktion	Vorkommen	Bei Unter-versorgung	Empfohlene Tagesdosis
Natrium und Chlorid (die Verbindung Natrium-chlorid nennt man auch Kochsalz)	Regulieren den Wasser-haushalt, erhalten die Gewebespan-nung, binden Wasser im Gewebe.	In Salz, Wurst, Käse, Salzgebäck.	Kommt nicht vor. Wir essen im Gegenteil zu salzig, was zu einem erhöhten Schlagan-fallrisiko und zu Knochenabbau führen kann.	max. 6 g Kochsalz
Kalium	Reguliert den Wasser-haushalt, erhält die Gewebespannung, fördert das Aus-schwemmen von Wasser, wichtig für die Nervenfunktionen.	In Obst und Gemüse, Kartoffeln, Reis, Nudeln, Kräutern.	Schwächung der Muskelfunktionen, Darmlähmung, Herzmuskelschwäche	min. 2 g
Calcium	Elementarer Baustein für Knochen und Zähne, wichtig für die Blutge-rinnung, beteiligt an der Weiterleitung von Nerven-reizen, stabilisiert die Zellwände.	In Parmesan, Emmentaler, Gouda, Grünkohl, Spinat, Milch und Milch-produkten.	Krämpfe, Osteoporose	1–1,2 g
Phosphor	Sorgt für feste Knochen und Zähne, stellt den richtigen ph-Wert her.	In Leber, Fleisch, Wurstwaren, Milch-produkten, Eiern.	Kommt eigentlich nicht vor.	Im Alter von 15–19 Jahren 1250 mg, danach 700 mg
Magnesium	Aktivierung zahlreicher Enzyme, besonders des Energiestoffwechsels. Fördert die Knochen-mineralisierung, wichtig für die Reizübertragung von Nerven.	In Vollkornprodukten, Milch, Milchprodukten, Leber, Geflügel, Fisch, Kartoffeln, vielen Gemüsesorten, Beerenobst, Orangen und Bananen.	Neigung zu Krämpfen, Funktionsstörungen der Herz- und Skelettmuskulatur	300–400 mg
Eisen	Baustein des roten Blutfarbstoffs, beteiligt am Sauerstofftransport im Körper, unterstützt die körperliche Leistungs-fähigkeit.	In Brot, Fleisch, Wurstwaren, Fisch. Vitamin C verbessert die Eisenaufnahme.	Abgeschlagenheit, Erschöpfung	Männer: 10–12 mg Frauen: 15 mg

Mineralstoffe	Funktion	Vorkommen	Bei Unter-versorgung	Empfohlene Tagesdosis
Jod	Aktiviert Schilddrüsen-hormone, die den Energiestoffwechsel ankurbeln, die Wärme-produktion anregen und die Teilung und das Wachstum von Zellen fördern.	Deutschland gilt als Jodmangelgebiet. Beste Quelle ist Seefisch wie Schellfisch, Seelachs, Scholle Kabeljau, außerdem: immer Jodsalz ver-wenden.	Kropfbildung, beim Embryo schwere Entwicklungsstörungen	200 g, ab 50: 180 g
Fluorid	Festigt Knochen und Zähne, härtet den Zahnschmelz.	In Seefisch wie Sprotten und Sardinen, in Schwarz-tee.	Im Kindesalter: hohe Kariesan-fälligkeit. Zu viel Fluorid ist aber schädlich.	2,9–3,8 mg
Zink	Aktiviert Enzyme, Hormone, die Insulin-speicherung, das Immunsystem, die körpereigenen Antioxidantien.	In Schweinefleisch, Haferflocken, Rind, Geflügel, Käse, Milch, Vollkorn-erzeugnissen.	Vermindertes Geschmacks-empfinden, Appetitlosigkeit, schlechte Wund-heilung, erhöhte Infektanfälligkeit	7–10 mg
Selen	Schützt vor Sauerstoff-radikalen, wichtiges Antioxidans, unterstützt das Vitamin E, fördert den Aufbau von Schild-drüsenhormonen, stärkt die Immunabwehr.	Vor allem in Fleisch, Fisch und Eiern, aber auch Linsen und Spargel.	Störungen der Muskel- und Herzfunktionen.	30–70 g

— *Carotinoide wirken antioxidativ, beugen Krebs vor, stärken das Abwehrsystem und fördern die Verdauung.*
— *Sulfide wirken ebenfalls anitoxidativ, beugen Krebs vor, schützen vor Bak-terien, Viren und Pilzen und stärken das Abwehrsystem.*
— *Glucosinolate beugen Krebs vor, schützen vor Bakterien, Pilzen und Viren und stärken das Abwehr-system.*
— *Flavonoide sind wahre Alleskönner. Sie wirken antioxidativ, beugen Krebs vor, schützen vor Bakterien, Viren und Pilzen, hemmen Ent-zündungen und regulieren den Blutdruck und den Blutzucker-spiegel.*

Weitere Informationen zu den sekundären Pflanzenstoffen finden Sie in der Tabelle auf Seite 31.

Wie der Name schon sagt: Die sekundären Pflanzenstoffe kommen ausschließlich aus pflanzlicher Nahrung – ein Grund mehr, mindestens fünf Portionen Obst und Gemüse pro Tag zu sich zu nehmen. Zugegeben: Dieses Kapitel mit all seinen Informationen und Tabellen hat es in sich. Aber es bietet Ihnen das notwendige Grundlagenwissen für eine ausgewogene Ernährung. Und keine Sorge: Auswendig lernen müssen Sie das alles nicht, niemand läuft mit Tabellen im Kopf in den Supermarkt. Aber es wird doch deutlich, dass nur bei einer ausgewogenen Ernährung die Versorgung von fast allen Nährstoffen gewährleistet ist. Eine Ausnahme bildet alleine Jod, das über künstlich angereichertes Salz zugeführt werden muss.

Die Lebensmittel-pyramide

Die Lebensmittelpyramide verdeutlicht optisch noch einmal alle Ernährungsempfehlungen und die täglich empfohlenen Portionen.

Die eigene Hand als Portionsmaß

Bei der Angabe von täglich empfohlenen „Portionen", stellen Sie sich zu Recht die Frage, was eine Portion als Mengenmaß überhaupt ist. Tatsächlich sind ja die Portionen in Restaurants beispielsweise mit der Zeit immer größer geworden, und

viele Restaurants wollen mit immer größeren Portionen ihre Kunden begeistern. Auf diese Weise haben viele Menschen, vor allem die übergewichtigen, das Maß für die richtige Portionsgröße verloren.

Die Deutsche Gesellschaft für Ernährung hat ein einfaches Mittel entdeckt, die passende Portionsgröße zu ermitteln – und diese Maßeinheit hat man im wahrsten Sinne des Wortes und praktischerweise auch immer zur Hand:

Je nach Lebensmittelgruppe entspricht eine Portion nämlich einer eigenen Hand voll oder aber – in Ausnahmefällen – zwei Händen voll (zu einer Schale geformt). Für Flüssigkeiten sind natürlich andere Maßeinheiten erforderlich.

Fleisch, Fisch, Eier

Eine Portion pro Tag ist die richtige Menge. Eine Fleischportion sollte so groß wie der Handteller sein, eine Fischportion entspricht in etwa der Handgröße. Bei Eiern entspricht eine Portion ein bis zwei Stück.

Gemüse und Obst

Fünf Portionen am Tag sind ideal – aufgeteilt in drei Hand voll Gemüse oder Salat und zwei Hand voll Obst. Bei zerkleinertem Gemüse (z. B. Salat oder Kohl) und kleinteiligem Obst (z. B. Kirschen) sind zwei Hände, zu einer Schale geformt, eine Portion.

Getränke

Acht Portionen à 0,3 Liter sollten es täglich sein. Gerade wenn man abnehmen will, sollte auf eine ausreichende Flüssigkeitszufuhr geachtet werden.

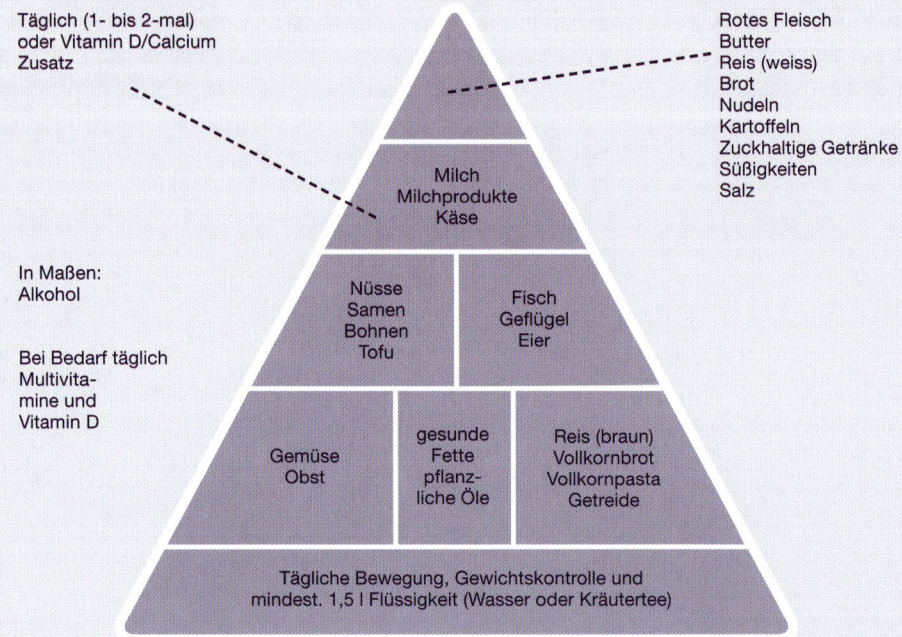

Täglich (1- bis 2-mal)
oder Vitamin D/Calcium
Zusatz

Rotes Fleisch
Butter
Reis (weiss)
Brot
Nudeln
Kartoffeln
Zuckhaltige Getränke
Süßigkeiten
Salz

Milch
Milchprodukte
Käse

In Maßen:
Alkohol

Nüsse
Samen
Bohnen
Tofu

Fisch
Geflügel
Eier

Bei Bedarf täglich
Multivita-
mine und
Vitamin D

Gemüse
Obst

gesunde
Fette
pflanz-
liche Öle

Reis (braun)
Vollkornbrot
Vollkornpasta
Getreide

Tägliche Bewegung, Gewichtskontrolle und
mindest. 1,5 l Flüssigkeit (Wasser oder Kräutertee)

Getreideprodukte

Hier sollten vier Portionen täglich auf
dem Speiseplan stehen. Eine Portion Brot
entspricht einer Scheibe von der Größe
einer Hand. Eine Portion Getreideflocken,
gekochte Nudeln oder Kartoffeln passt
in eine aus beiden Händen geformte
Schale.

Milch und Milchprodukte

Drei Portionen fettarme Milchprodukte
sollten hier auf dem Tagesplan stehen.
Eine Portion entspricht 0,25 Liter Milch,
150 Gramm Joghurt oder einer Scheibe
Käse à 30 Gramm.

Öle und Fette

Optimal sind zwei Portionen täglich. Eine
Portion entspricht 1,5 bis 2 Esslöffeln.
Dieses Portionsmaß gilt übrigens auch für
Fertigdressings und Mayonnaisen, die in die
Gruppe der Fette eingeordnet werden.

Extras

Von Extras sollte pro Tag nicht mehr als eine
Portion genossen werden. Eine Portion entspricht einem kleinen Stück Kuchen, einer
kleinen Handvoll Süßigkeiten oder einem
Glas Wein oder Bier.

Am Ende dieses Kapitels nun noch einmal
die wichtigsten Ernährungsregeln, zusam-
mengefasst vom Feelgood-Coach.

Der Feelgood-
Coach-Tipp

- *Essen Sie maximal 2–3 Mahlzeiten.*
- *Vermeiden Sie Kohlenhydrate nach 18:00 Uhr.*
- *Essen Sie insgesamt weniger Fleisch und dafür mehr Fisch, besonders Seefisch.*
- *Essen Sie mehr Obst und Gemüse. Fünf Portionen täglich sollten es sein, idealerweise aufgeteilt in zwei Portionen Obst und drei Portionen Gemüse.*
- *Vermeiden Sie gesüßte Molkerei- produkte, verzehren Sie Milch und Milchprodukte in der fettarmen Variante.*

- *Reduzieren Sie Ihren Fettkonsum und decken Sie Ihren Fettbedarf über gesunde Fette, das heißt über unge- sättigte Fettsäuren.*
- *Schränken Sie den Verzehr von Süßem, Knabbereien und Alkohol deutlich ein. Versuchen Sie, zunächst einmal vier Tage pro Woche ohne auszukommen. Wenn möglich, steigern Sie die Anzahl der Tage.*
- *Trinken Sie ausreichend Wasser.*
- *Vermeiden Sie Fertiggerichte und Fastfood, da diese Produkte in der Regel zu viel und vor allem das falsche Fett enthalten, außerdem sind sie meist zu salzig und beinhalten Weißmehl- produkte.*

Motivationshilfe vom Feelgood-Coach

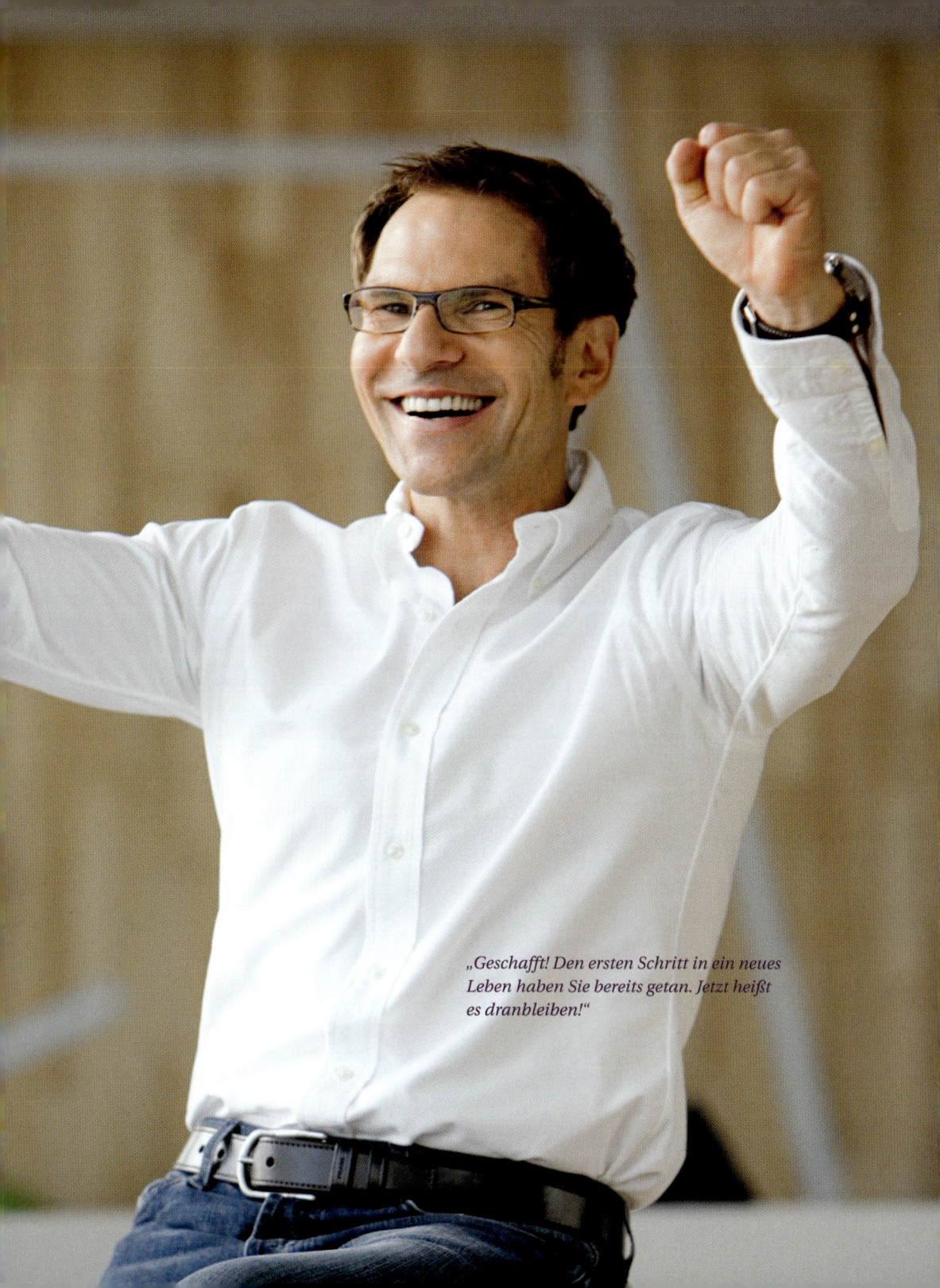

„Geschafft! Den ersten Schritt in ein neues Leben haben Sie bereits getan. Jetzt heißt es dranbleiben!"

Ihr neues Leben beginnt heute!

Sie wissen nun, was gut für Sie ist. Sie wollen abnehmen und fitter werden. Aber Sie sind der Meinung, dass jetzt nicht der optimale Zeitpunkt für den Start ist? Machen Sie sich selbst nichts vor: Es gibt keinen optimalen Zeitpunkt, mit dem Feelgood-Coach-Programm anzufangen. Ebenso wenig gibt es einen optimalen Zeitpunkt, um mit dem Rauchen aufzuhören oder den Kleiderschrank zu entrümpeln. Aus einem einfachen Grund:

Jeder Zeitpunkt ist der richtige, und einen besseren als jetzt werden Sie nicht finden!

Legen Sie also los – aber mit Köpfchen und mit Plan. Dabei wollen wir Ihnen im Folgenden helfen. Damit Sie wissen, wohin Sie wollen, ist es wichtig, dass Sie sich jetzt ein Blatt nehmen, einen Stift und ein bisschen Zeit. Sie sollen zu Beginn ein paar Visionen entwerfen, Ziele formulieren und Bilder finden, die Sie abspeichern können und immer dann abrufen sollten, wenn Ihr innerer Schweinehund sich zu Wort meldet und Sie fragt: Wofür machst du das eigentlich alles?

Ziele formulieren!

Lehnen Sie sich zurück und überlegen Sie genau, was Sie auf folgende Fragen antworten werden. Schreiben Sie dann alles

möglichst detailliert auf und bewahren Sie das Blatt gut auf. Sie können es auch an den Kühlschrank hängen oder über Ihren Schreibtisch, egal wo, Sie sollten jederzeit Zugriff darauf haben!

···⊱ 1

Wie viele Kilo möchten Sie abnehmen?

···⊱ 2

In welchem Zeitraum möchten Sie abnehmen? (Achtung: Lassen Sie sich hier genügend Zeit und setzen Sie sich nicht unter Druck!)

···⊱ 3

Wie sehen Sie dann aus?

···⊱ 4

Welche Kleidung tragen Sie dann? Ihr Lieblingskleid, das Ihnen schon seit längerer Zeit nicht mehr passt? Oder etwas ganz Neues? Was für Schuhe tragen Sie dann? Sind Sie geschminkt?

···⊱ 5

Was für eine Frisur haben Sie dann?

···⊱ 6

Was tun Sie dann? Sind Sie viel an der frischen Luft? Gehen Sie mit Freunden aus? Flirten Sie an einer Bar oder liegen Sie im Schwimmbad und lesen ein Buch? Sind Sie in einer Konferenz und erläutern eine Strategie? Machen Sie Urlaub mit Ihrer Familie und bauen eine Sandburg? Suchen Sie sich Ihre Lieblingsszene und schmücken Sie sie aus.

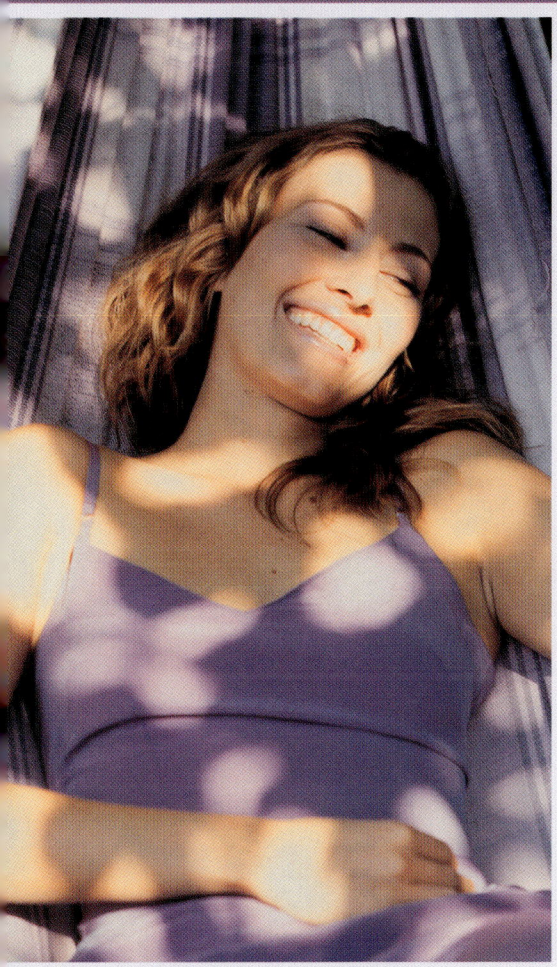

---> **9**

Was werden Sie ausstrahlen? Selbstbewusstsein? Dynamik? Jugendlichkeit?

Schreiben Sie abschließend mit einem einzigen Satz auf, warum Sie am Feelgood-Coaching ab sofort teilnehmen wollen. Beispiel: „Ich möchte JETZT in ein neues Leben starten und zehn Kilogramm abnehmen, weil ein besserer Zeitpunkt nicht kommt und ich in fünf Monaten UNBEDINGT in mein Lieblingskleid passen möchte."
   Wichtig ist, dass Sie den Gedanken, der Ihr Ziel und Ihre Wünsche am besten zusammenfasst, aufschreiben. Diese kurze Formel in schwachen Momenten abrufen zu können hilft Ihnen, stark zu bleiben.

Beschenken Sie sich selbst

Beschenken Sie sich doch mal selbst! Und zwar immer dann, wenn Sie ein Etappenziel erreicht haben. Geeignete Etappenziele sind Drei-Kilo-Schritte. Bis zu Ihren ersten drei Kilogramm dauert es nicht allzu lange, aber der Schritt ist doch groß genug, um sich eine Belohnung zu gönnen. Seien Sie dabei nicht knauserig mit sich selbst, Sie haben es sich verdient! Und überlegen Sie sich etwas ganz Besonderes – eine Belohnung muss ja nicht zwangsläufig etwas mit neuen Schuhen oder einer neuen Handtasche zu tun haben. Beschenken Sie sich zum Beispiel ...

... mit einem Beauty-Tag
Wann haben Sie zum letzten Mal so lange geschlafen, wie Sie wollten? Bevor Ihr Kind geboren wurde? Egal, wie lange es her ist,

---> **7**

Wie werden Sie sich fühlen? Glücklich? Sexy? Jung? Ausgelassen? Souverän?

---> **8**

Werden Sie lächeln?

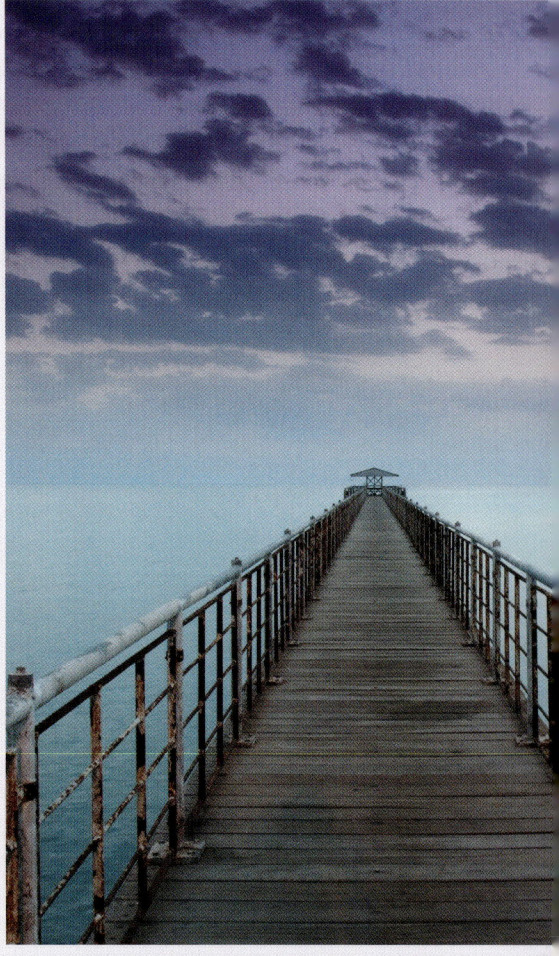

gönnen Sie sich wieder mal einen Ausschlaftag nur für sich.

Organisieren Sie einen Babysitter und bleiben Sie in den Federn, so lange Sie wollen. Danach geht's in die Sauna, zum Beauty-Termin oder zur Massage.

... mit einer Übernachtung im Hotel

Sich zu Hause wie im Urlaub fühlen – wo geht das besser als im Hotel? Besonders, wenn Ihr Urlaub noch ein bisschen auf sich warten lässt, ist eine Hotelübernachtung eine Belohnung, die es in sich hat. Schnappen Sie sich Ihre beste Freundin oder Ihren Partner und checken Sie ein. Abends heißt es: Endlich mal wieder schick machen und sich an der Hotelbar richtig gut fühlen.

... einem Ausflugstag

Nehmen Sie sich eine Auszeit und unternehmen Sie etwas Schönes. Das kann ein kulturelles Erlebnis sein, eine ausgiebige Shopping-Tour, ein Picknick oder eine Schifffahrt. Etwas, das Sie schon lange tun wollten, und einfach nie dazu gekommen sind.

... einer kleinen Spontanparty

Ganz nach dem Motto: „Wer abnehmen kann, muss auch feiern können", laden Sie Ihre besten Freunde ein und feiern Ihren Erfolg.

Wenn Sie möchten, erklären Sie den Grund für die Feier, wenn nicht, dann halten Sie es geheim.

Nehmen Sie sich Zeit zum Nachdenken, vielleicht hat Ihnen der eine oder andere Vorschlag zugesagt, vielleicht fällt Ihnen etwas viel Besseres ein. Schreiben Sie sich Ihre Belohnungen für Ihre Etappen auf – machen Sie sozusagen einen Vertrag mit sich selbst. Und denken Sie daran: Es darf ruhig etwas ganz Besonderes sein, es geht schließlich um Sie.

Richtiges Zeitmanagement

Gehören Sie auch zu den Menschen, die gerne behaupten, sie hätten keine Zeit für Sport? Keine Zeit zum Kochen? Keine Zeit, Freunde zu treffen oder ein Buch zu lesen? Wenn ja, dann sollten Sie einmal drei Tage lang genau dokumentieren, was Sie wann wie lange machen. Denn oftmals macht man viel mehr, als man glaubt, und würdigt es nur nicht angemessen. Andererseits stellt man auf diesem Weg nicht selten fest, dass man viel Zeit tatsächlich unnütz verbringt, zum Beispiel vor dem Fernseher oder mit Dingen, die auch mal andere erledigen könnten. Wie auch immer das Protokoll ausfallen wird: Es wird Ihnen die Augen öffnen und Ihnen zeigen, wo Sie Zeit einsparen und wo Sie Zeitinseln für sich unterbringen können.

Warten Sie mit dem Protokoll allerdings nicht bis zum Abend, dann haben Sie vieles schon wieder vergessen. Führen Sie Ihr Protokollheft immer bei sich und notieren Sie gewissenhaft, was Sie tun, auch Kleinigkeiten.

Führen Sie die Tabelle in diesem Sinne für drei Tage fort. Vielleicht stellen Sie sich am Ende der drei Tage folgende oder ähnliche Fragen:

— *Muss ich meine Kinder wirklich immer und überall herumkutschieren? Wäre es vielleicht nicht besser, sie zu mehr Selbstständigkeit zu erziehen?*
— *Muss ich tatsächlich den kompletten Haushalt allein schmeißen? Kann ich nicht viele Aufgaben delegieren?*

Zeitprotokoll

Zeit	Tätigkeit
7.00	Wecker
7.15 – 8.00	Duschen, Ankleiden, Schminken
8.00 – 8.30	Frühstück
...	...

— *Muss ich jeden Abend drei Stunden vor dem Fernseher verbringen? Wäre es nicht schöner, gesund zu kochen, spazieren zu gehen und danach ein Buch zu lesen?*
— *Muss ich in dem Verein eigentlich tatsächlich der Vorsitzende sein? Könnte ich stattdessen nicht etwas machen, was mir sehr viel mehr Spaß bereitet?*

Prioritäten setzen

Ziel des Tagesprotokolls ist es, dass Sie Ihre Zeit- und Energiefresser erkennen. Und gegenüber Ihrer Familie und allen anderen Menschen, die sich mit Ihren Wünschen selbstverständlich immer an Sie gewendet haben, gilt: Sie werden deren Erwartungen fortan nicht mehr selbstverständlich erfüllen. Für Ihre Mitmenschen dürfte es natürlich eine ganz neue Erfahrung sein, wenn Sie nicht mehr ständig verfügbar sind – aber keine Sorge: Nein zu sagen ist gar nicht so schwer, und von Mal zu Mal wird es einfacher. Überwinden Sie sich, Sie werden bald merken, dass Sie mit einem klaren „Nein" Grenzen setzen, die Ihnen Respekt verschaffen. Sagen Sie in Zukunft öfter „Nein" zu anderen und öfter „Ja" zu sich!

Die Tücken des Alltags

Der innere Schweinehund

Es gibt sie, diese Tage, an denen man schon müde und schlecht gelaunt aufwacht. Und an denen einem gerne alles egal ist. Da greift man auch wieder mal ganz nebenbei zur Schokolade, und ehe man sich versieht, ist auch schon die Hälfte der Tafel verputzt. An solchen Tagen meldet sich auch gerne der innere Schweinehund zu Wort und raunt einem zu: „Jetzt ist es auch egal! Komm, iss die andere Hälfte auch noch!"

Doch stopp! Nur weil Sie gesündigt haben, heißt das doch nicht, dass jetzt alles egal ist. Wenn diese kleinen Sünden Ausrutscher bleiben, Sie den Rest der Woche aber im Griff haben, ist das doch kein Grund, gleich alles hinzuschmeißen.

Im Internet-Forum des Feelgood-Coach können Sie sich austauschen, wie andere Teilnehmer mit kleinen Rückschlägen

umgehen. Sicher ist der eine oder andere Erfahrungsbericht dabei, der Ihnen weiterhilft. Und vor allem: Lassen Sie sich von Ausrutschern nicht aus der Ruhe bringen. Sie schaffen das!

Schlechte Gewohnheiten ablegen

Am Morgen für Energie sorgen. Gehören Sie zu den Menschen, die von sich behaupten, morgens keinen Bissen hinunterzubringen? Ändern Sie das! Niemand verlangt von Ihnen, dass Sie ein riesiges Frühstück verputzen – aber ein bisschen sollten Sie morgens essen. Denn nur so bekommt der Körper Energie für den Tag. Und nur so vermeiden Sie Heißhungerattacken, die Sie dazu verleiten, bei der nächsten Mahlzeit das Essen in rasender Geschwindigkeit zu verschlingen und auf diese Weise doppelt so viel Kalorien zu verputzen, als notwendig wären. Stehen Sie also lieber eine halbe Stunde früher auf als sonst und frühstücken Sie etwas. Köstliche Ideen für den Tageseinstieg finden Sie ab Seite 123.

Finger weg vom Pausen-Snack

Finger weg von Knabbereien zwischendurch! Wie bereits beschrieben, ist bei der insulingesteuerten Ernährung wichtig, dem Körper optimale Nahrungspausen zu gönnen, damit der Stoffwechsel wieder zur Ruhe kommt. Mit jeder Knabberei zwischendurch verhindern Sie das – und laden sich unnötig viele Kalorien auf Ihr Tageskonto. So hat eine Handvoll Erdnüsse, die in einer Konferenz gerne mal geknabbert wird, sage und schreibe 300 Kilokalorien. Führen Sie sich die Argumente dagegen immer wieder vor Augen und versuchen Sie, an vier Tagen die Woche komplett auf Zwischenmahlzeiten zu verzichten. Wenn Sie an den anderen drei Tagen nicht darauf verzichten wollen, dann halten Sie sich an Obst und Gemüsesticks.

Es lohnt sich wirklich, hier umzudenken. Und da Sie sich an den anderen drei Mahlzeiten wirklich satt essen können, ist der Verzicht auf Zwischenmahlzeiten absolut machbar – niemand muss hungern. Ihr Körper wird Ihnen den Verzicht auf Zwischenmahlzeiten mit einem raschen Gewichtsverlust danken!

Mittags im Büro

Verbringen Sie Ihre Mittagspause an der frischen Luft statt in der stickigen Kantine! Gehen Sie 30 Minuten zügig spazieren und genießen Sie in den anderen 30 Minuten das Mittagessen, das Sie sich von zu Hause mitgebracht haben. Sie werden schnell feststellen, dass Sie am Nachmittag viel frischer und leistungsfähiger sind als die Kollegen, die sich mittags in der Kantine verköstigt haben. Sicher finden Sie auch recht schnell Gleichgesinnte, die mit Ihnen gemeinsam Ihre Runden drehen!

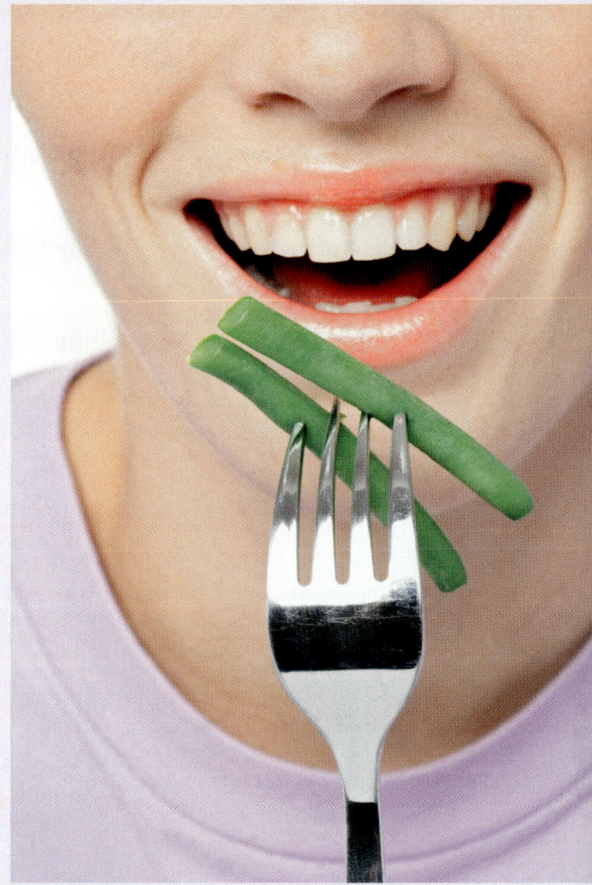

Abends im Restaurant

Sie freuen sich schon den ganzen Tag auf Ihre Verabredung am Abend und den gemeinsamen Restaurantbesuch mit Freunden. Essen Sie gerade an diesem Tag auch mittags unbedingt ausreichend, denn nur so verhindern Sie, dass Sie abends zu schnell und zu unbedacht zuschlagen.

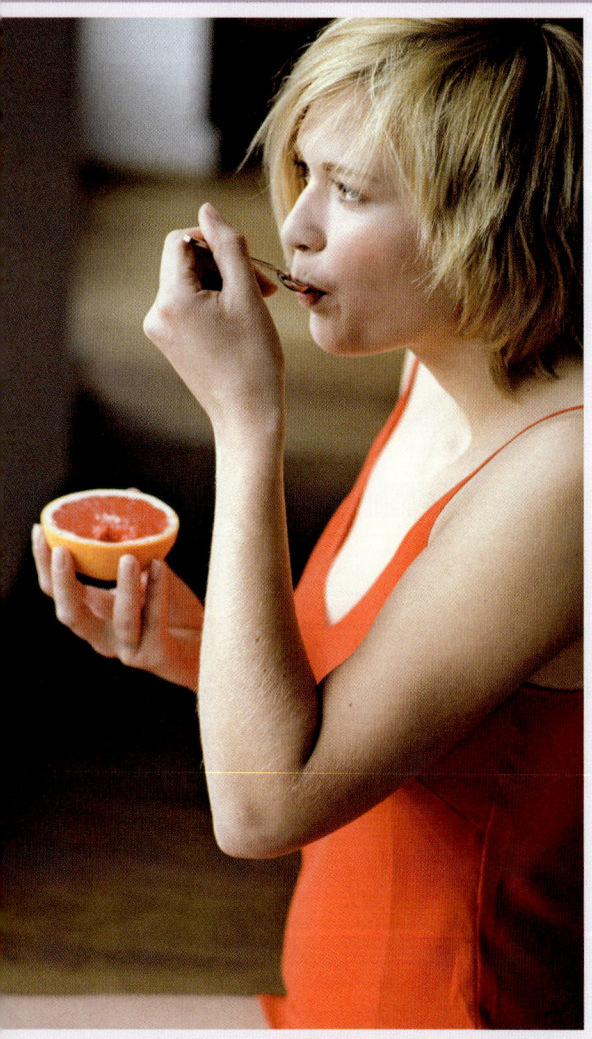

→ 1

Suchen Sie sich ein passendes Restaurant aus! Es gibt Küchen, die sind per se fettreicher und ungesünder als andere. Brauhauskost, Tapasbars und Lokale, die die sogenannte gutbürgerliche Küche anbieten, sollten Sie eher meiden. Ideal sind japanische Restaurants. Aber auch viele andere asiatische Länder bieten Küchen, die Sie problemlos mit unserem Programm kombinieren können. Versuchen Sie es doch mal mit einem leckeren thailändischen Curry!

Auch Freunde der mediterranen Küche kommen auf Ihre Kosten. Ob italienisch oder nordafrikanisch: Es gibt in vielen mediterranen Küchen Gerichte, die fettarm, gesund und trotzdem köstlich sind! Studieren Sie die Speisekarte einfach mal etwas genauer als sonst und probieren Sie ruhig mal etwas anderes aus! Achten Sie auf die Zubereitung von Speisen und bevorzugen Sie Pochiertes, Gedünstetes oder Gegrilltes. Vermeiden Sie versteckte Fette in Form von sahnigen Saucen oder frittierten Speisen. Wenn Sie dann auch noch eher Fisch, Hühnchen oder etwas Vegetarisches wählen statt roten Fleischs, dann sind Sie auf dem besten Weg, unbeschwert genießen zu können!

→ 2

Trinken Sie vor dem Essen ein großes Glas Wasser und lassen Sie sich nicht von Weißbrot und Kräuterbutter vorweg verleiten. Mit seinem hohen glykämischen Index bringt Weißbrot die Insulinproduktion so richtig in Fahrt, und Sie wissen ja mittlerweile, dass Insulin auch als Masthormon bekannt ist!

Auch bei einem Restaurantbesuch müssen Sie nicht auf gute Ernährung verzichten. Hier einige Tipps, wie Sie einen Restaurantbesuch in vollen Zügen genießen können.

···→ 3

Essen Sie langsam! Genießen Sie Ihr Essen in vollen Zügen und lassen Sie sich viel Zeit! Nehmen Sie nur kleine Bissen zu sich und kauen Sie diese bewusst. Schmecken Sie, was Sie essen, genießen Sie das Ambiente und die Konversation mit Ihren Freunden, und legen Sie auch immer mal wieder das Besteck beiseite. Trinken Sie zwischendurch immer wieder einen großen Schluck Wasser. So wird das Essen besser verdaut und Sie fühlen sich schneller satt. Nur wenn Sie sich Zeit lassen, merken Sie, wann Sie satt sind. Dieser Tipp gilt übrigens nicht nur für den Restaurantbesuch, sondern für jede Mahlzeit!

Planung ist Trumpf!

Der wichtigste Tipp, um Alltagshürden locker zu meistern, ist der folgende: Planen Sie am Wochenende die kommende Woche!

Wann nehmen Sie sich Zeit für Sport? Tragen Sie es in Ihren Kalender ein. Wann werden Sie abends ausgehen? So ein Tag bietet sich als Jokertag an, an dem kleine Sünden erlaubt sind. Wichtig ist, dass Sie sich ganz bewusst mit Ihrer Zeitplanung beschäftigen – denn tun Sie's nicht, laufen Sie Gefahr, in Ihren alten Trott zurückzufallen, das Sportprogramm schleifen zu lassen und nicht genügend Zeit für sich selbst einzuplanen. Bis sich neue Strukturen gefestigt haben, dauert es ein paar Wochen – und so lange sollten Sie es sich einfach machen und Ihre Termine in Ihrem Wochenplan vermerken!

fallbeispiel:

„Essen, was mir schmeckt, und trotzdem abnehmen!"
Hätte ich doch nur früher gewusst, dass eine ausgewogene Ernährung so lecker schmecken kann. Die Rezepte vom Feelgood-Coach machen es einem tatsächlich leicht abzunehmen. Und das war bei mir wirklich nötig. Anfangs war ich skeptisch, ob das mit dem Feelgood-Coach klappt, obwohl die Presse über das Programm positiv berichtete. Heute muss ich sagen: Es hat sich mehr als gelohnt! Das On-line-Coaching hat bei mir schnell gewirkt. In vier Monaten habe ich mein Wunschgewicht von 60 Kilogramm erreicht, das ich nun seit einem Jahr halte. Endlich kann ich wieder figurbetonte Kleidung tragen und fühle mich wieder richtig fit.

Am meisten hat mich das unkomplizierte, individuell auf mich zugeschnittene Programm mit der tollen Betreuung begeistert. So konnte ich jedes Motivationstief sicher überstehen. Und die Rezepte haben mir gezeigt, dass eine gesunde Ernährung super schmecken kann und dass der Slogan „schlemmen Sie sich schlank" mehr als zu Recht verwendet wird.

Sandra ···→
Alter: 34 // Größe: 1,72 m
Gewicht vorher: 72 kg
Gewicht nachher: 60 kg
Gewichtsreduktion: **12 kg**

EXPERTEN-GESPRÄCH

Michael Gestmann
*Diplom-Psychologe und
Psychotherapeut*

Zum Thema Lifestyle-Änderung haben wir unserem Experten, dem Diplom-Psychologen und Psychotherapeuten Michael Gestmann, einige Fragen gestellt:

Was ist eigentlich der innere Schweinehund?

Der innere Schweinehund ist eine innere Instanz, die es davon zu überzeugen gilt, dass eine gesunde Ernährung und regelmäßige Bewegung deutlich gesünder sind, als sein Leben als Couch-Potato zu verbringen. Weil das alleine oft schwierig ist, empfiehlt es sich, die nötige Unterstützung beispielsweise bei Gleichgesinnten zu holen, etwa bei Coaching-Communitys wie dem www.feelgoodcoach.net.

Welche Faktoren begünstigen eine Änderung des Lebensstils?

Wer sein Ernährungsverhalten ändern will, sollte dies stets sukzessive und in kleinen Schritten in Angriff nehmen, damit sich der Körper langsam darauf einstellen kann. Man sollte aber weiterhin mit Widerständen rechnen – auch von außen, etwa von Familienangehörigen, Freunden, Kollegen. Denn wenn ein Teil eines Systems (Sie) sich ändert, sollte sich auch das gesamte System (die anderen) ändern. Es empfiehlt sich daher, sich ein unterstützendes System von Menschen aufzubauen, die Mut machen und motivierend unterstützen. Generell gilt für Verhaltensänderungen, sich realistische, erreichbare Ziele zu setzen, die konkret beschrieben werden, etwa: „Jeden Montag und jeden Freitag Nachmittag gehe ich 20 Minuten joggen." Man sollte sich der Vorteile des geänderten Lebensstils bewusst sein, weniger der möglichen Nachteile. Also: „Wenn ich fitter bin, bin ich für viele Menschen attraktiver.", statt: „Wenn ich abnehmen will, kann ich nicht mehr mit meinen Freunden essen gehen." Am besten werden kurz-, mittel- und langfristige Teilziele formuliert. Dann hat man häufiger Grund, sich selbst zu loben, wenn Ziele erreicht werden. Und das erleichtert es, dranzubleiben und das Üben zu verstetigen. Hilf-reich ist es, sich sein Ziel innerlich und bildhaft vorzustellen. Das spornt an. Ganz entscheidend ist es, einen Weg zu wählen, der dem eigenen Naturell und den Vorlieben entspricht. Und natürlich gilt es zu lernen, Widerstände zu überwinden und auch bei Rückschlägen durchzuhalten.

Wird die Lebensstiländerung irgendwann normal?

Ja, mit der Zeit wird eine Lebensstiländerung normal, weil sich der Organismus entsprechend neu justiert hat. Nach etwa einem halben Jahr sind wichtige Hürden genommen. Dennoch besteht in diesem Stadium die Gefahr, in das alte Verhalten zurückzufallen. Doch mit Zuversicht und Unterstützung, beispielsweise durch einen Online-Coach oder Freunde, gehen die neuen Verhaltensweisen mehr und mehr in Fleisch und Blut über. Und es gibt dann auch nicht mehr die Versuchung, das alte Verhalten wieder aufzunehmen. Es entsteht ein neues Ich.

Sind die Menschen willensschwach? Oder hat es mit dem Willen oft gar nicht so viel zu tun?

Jeder kennt wohl schöne Ausreden, um sich beispielsweise erfolgreich vor sportlicher Betätigung zu drücken. Zeitmangel etwa ist so ein Argument. Doch man sollte sich in diesem Moment bewusst machen: Alles, was ich auf morgen verschiebe, mache ich wahrscheinlich nie. Außerdem: Welches ist Ihr wichtigstes System? Ihr Körper. Und wie viele Minuten pro Woche ist Ihnen dieses System wert? Hoffentlich mehr, als Sie für Ihr Auto aufwenden. Bereits wenige Minuten Bewegung und Alltagsfitness wie Treppensteigen wirken sich gesundheitlich positiv aus. Das ist wie beim Sparen. Es rentiert sich schon, einen Euro am Tag in die Sparbüchse zu werfen.

Wie verändert sich das Selbstwertgefühl bei Gewichtsabnahme?

Besonders bei Frauen ist das Selbstwertgefühl sehr stark abhängig von Figur und Gewicht. Daher steigt es, wenn die Pfunde purzeln. Frauen, aber auch Männer empfinden sich attraktiver und selbstsicherer. Da ein starkes Übergewicht in unserer Gesellschaft negativ attribuiert ist und Dicken häufig Willensschwäche attestiert wird, ist es verständlich, wenn Menschen, die es schaffen, abzunehmen, zufriedener mit sich und ihrem Leben werden. Frauen bedienen sich übrigens häufiger gesundheitsschädlicher Abnehmpraktiken als Männer. Dies zeigt, unter welchem enormen inneren Druck sie stehen.

Warum ist der Coaching-Ansatz von Herrn Dr. Dr. Despeghel so sinnvoll?

Der Coaching-Ansatz von Herrn Dr. Dr. Despeghel überzeugt mich aus psychologischer Sicht, weil er niemanden überfordert und leicht in den Alltag zu integrieren ist, selbst bei wenig Zeit. Dadurch ist die Wahrscheinlichkeit deutlich höher als bei anderen Abnehm- und Bewegungsprogrammen, dass die Aufgaben und Übungen so lange durchgehalten werden, bis sich der Lebensstil tatsächlich verändert hat. Das kontinuierliche Betreuen durch den Online-Coach sorgt für die nachhaltige Verhaltensänderung. Und die Online-Community bei www.feelgoodcoach. net garantiert stets Austausch und Unterstützung von Gleichgesinnten.

Das Feelgood-Coach-Team wünscht Ihnen viel Erfolg und auf dem Weg zu Ihrem Wunschgewicht vor allen Dingen eins: viel Spaß!

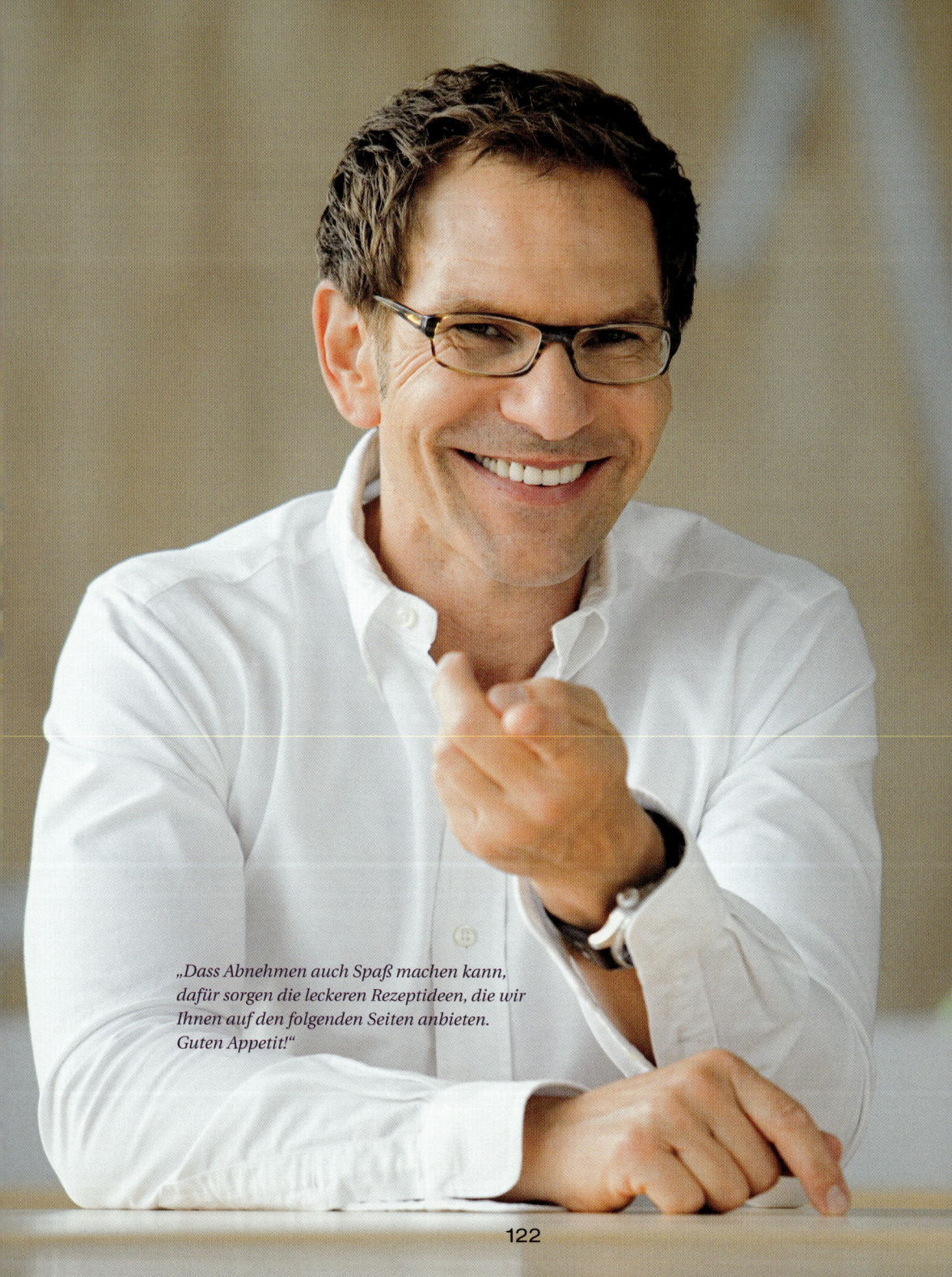

*„Dass Abnehmen auch Spaß machen kann,
dafür sorgen die leckeren Rezeptideen, die wir
Ihnen auf den folgenden Seiten anbieten.
Guten Appetit!"*

Rezepte für eine Schlemmerwoche

Frühstücksideen

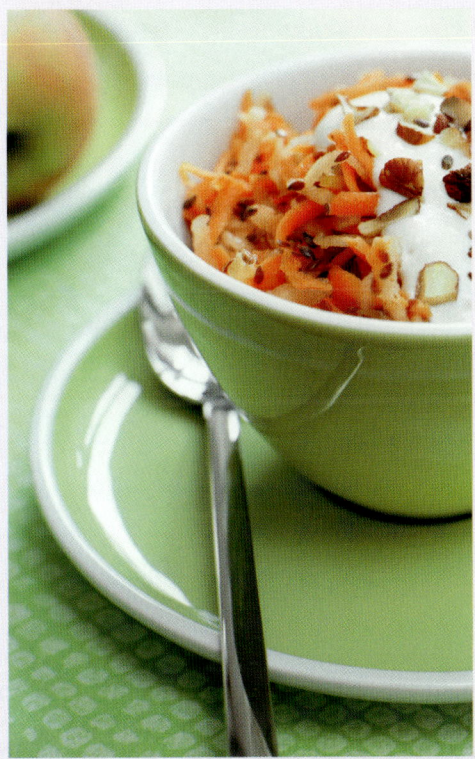

Frischkostmüsli

···⟩ 1 Person

1 säuerlicher Apfel
1 EL Zitronensaft
1–2 EL geröstete Haferflocken
1 große Möhre
2 TL Leinsamen
125 g Naturjoghurt
Zucker oder Honig nach Geschmack
1 EL grob gehackte Haselnusskerne

Den Apfel waschen, vierteln, entkernen und das Fruchtfleisch mit einer Reibe grob raspeln. Sofort mit dem Zitronensaft beträufeln. Die Möhre waschen, schälen und fein raspeln.

Apfel mit Möhre mischen und den Leinsamen unterrühren. Zuletzt die gerösteten Haferflocken unterheben. Den Naturjoghurt je nach Geschmack mit Zucker oder Honig verrühren und unter die Rohkost mischen. Mit den Nüssen bestreut servieren.

Blinis mit Heidelbeeren

···⟩ 4 Personen

125 g Buchweizenmehl

2 EL Zucker und Jodsalz

abgeriebene Schale von
½ unbehandelten Zitrone

15 g frische Hefe

225 ml lauwarme Milch

2 Eigelb

500 g Heidelbeeren

4 EL Zitronensaft

1 EL Honig

4 EL Butter

einige Stiele Zitronenmelisse

Mehl in einer Schüssel mit Zucker, 1 Prise Salz und der Zitronenschale vermischen, eine Mulde in die Mitte drücken und dort die Hefe hineinbröckeln. Mit 4 EL warmer Milch und etwas Mehl vom Rand verrühren und zugedeckt 10 Minuten gehen lassen.

Restliche Milch und Eigelb hinzugeben, alles gut verrühren, bis ein glatter Teig entstanden ist. Zugedeckt erneut 20 Minuten gehen lassen. Heidelbeeren verlesen, waschen und abtropfen lassen und mit dem Zitronensaft und dem Honig vermengen.

In einer beschichteten Pfanne nach und nach die Butter zerlassen und kleine Pfannkuchen backen. Die fertigen Pfannkuchen warm halten. Mit Heidelbeeren und etwas Zitronenmelisse servieren.

Krabben-Frühstückssandwich

···⟩ 4 Sandwiches

4 Blätter Kopfsalat

½ Salatgurke (ca. 80 g)

½ Bund frischer Dill

6 EL Magerquark

Kräutersalz, frisch gemahlener
schwarzer Pfeffer

8 EL Krabben

1 EL frisch gepresster Zitronensaft

8 Scheiben Vollkornbrot (z. B. Haferbrot)

1 Kästchen Kresse

2 TL geröstete Sesamkörner

Salatblätter waschen und trockenschleudern. Gurke waschen, in Scheiben schneiden, Dill waschen, trockenschleudern und Blättchen fein hacken.

Die Sesamkörner in einer beschichteten Pfanne ohne Fett bei mittlerer Hitze vorsichtig rösten. Quark mit Dill, Salz und Pfeffer verrühren. Krabben mit Dill vermengen und mit Zitronensaft beträufeln, mit Pfeffer abschmecken.

Jeweils 2 Scheiben Brot mit Salatblättern und Gurken belegen, darauf ein Viertel des Kräuterquarks und der Krabben-Kresse-Mischung verteilen und mit 1/2 TL Sesamkörner bestreuen.

Donnerstag

Haselnuss-Zucchini-Brot

···✈ 4 Brote

200 g kleine feste Zucchini
½ Bund glatte Petersilie
5 EL Magerquark
3 EL gemahlene Haselnüsse
Jodsalz, frisch gemahlener
schwarzer Pfeffer
4 Tomaten
4 Scheiben Vollkornbrot

Zucchini waschen, trockentupfen und grob raspeln. Petersilie waschen, trockenschütteln und Blätter fein hacken. Quark mit Petersilie, Haselnüssen und Zucchini verrühren und mit Salz und Pfeffer würzen. Tomaten waschen, Stielansatz entfernen, Fruchtfleisch entkernen und klein würfeln.

Das Vollkornbrot mit dem Quark bestreichen, die Tomatenwürfel darauf verteilen, mit einer Prise Pfeffer würzen und servieren.

Freitag

Ingwerjoghurt mit Beeren

···✈ 4 Portionen

3 cm frischer Ingwer
1 unbehandelte Zitrone
500 g Naturjoghurt (1,5 %)
600 g gemischte Beeren (z. B. Brombeeren,
Johannisbeeren, Heidelbeeren, Himbeeren)
1 Pfirsich
1 Päckchen Vanillezucker

Ingwer schälen und fein reiben, Zitrone heiß waschen, Schale abreiben, Saft auspressen. Joghurt mit Ingwer, Zitronensaft und Zitronenschale glatt rühren und auf 4 Schälchen verteilen.

Beeren verlesen, waschen und abtropfen lassen, Pfirsichfruchtfleisch in kleine Würfel schneiden. Mit den Beeren mischen und mit Vanillezucker süßen.

Auf dem Ingwerjoghurt verteilen und servieren.

Bananencreme mit Frucht-Crunchy

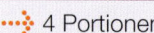 4 Portionen

150 g gemischte Trockenfrüchte (z. B.
Cranberries, Feigen, Aprikosen, Pflaumen)

12 EL Vollkornflakes

2 kleine Bananen

1 EL Zitronensaft

1 EL Apfel- oder Birnendicksaft

250 ml Kefir (1,5 %)

Die Trockenfrüchte klein schneiden über
Nacht in ausreichend kaltem Wasser ein-
weichen und quellen lassen. Am nächsten
Morgen abgießen, dabei das Einweichwasser auffangen.

Vollkornflakes mit Früchten auf 4 Schälchen
verteilen. Bananen schälen und mit Kefir
und Einweichwasser cremig pürieren. Über
die Cornflakes und die Früchte verteilen.

Vollkornbrötchen mit Birnen-Sanddorn-Creme

4 Portionen

4 Vollkornbrötchen

4 reife, aber feste mittelgroße Birnen

2 EL Zitronensaft

250 g Magerquark

5 EL Milch (1,5 %)

3 EL Sanddorn Vollfrucht
(aus dem Reformhaus)

4 TL flüssiger Honig

Den Backofen auf 180 C vorheizen. Die
Brötchen halbieren. Die Birnen waschen
und trocknen, dann 2 Birnen vom Kernge-
häuse befreien und auf der Gemüsereibe
grob raspeln. Sofort mit Zitronensaft vermischen und mit dem Quark, der Milch und
dem Sanddornsaft verrühren.

Die Brötchenhälften mit der Schnittfläche
nach oben in den heißen Ofen legen, damit
sie schön kross werden. Währenddessen
die beiden anderen Birnen vom Kernge-
häuse befreien und in schmale Spalten
schneiden.

Die krossen Brötchen aus dem Ofen nehmen, mit dem Quark bestreichen und mit
etwas Honig beträufeln. Zusammen mit den
Birnenspalten anrichten.

Mittagsgerichte

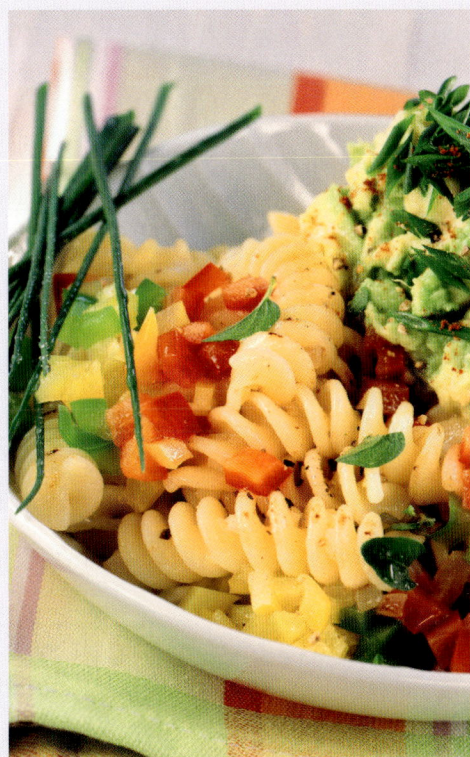

Montag

Fusilli mit Paprika und Avocadocreme

•••❯ 4 Personen

350 g Fusilli
1 größere reife Avocado
2 EL Zitronensaft
Pfeffer aus der Mühle und Salz
Tabasco
2 EL Schnittlauchröllchen
1 gelbe Paprika
1 rote Paprika
1 grüne Paprika
1 Zwiebel
1 Knoblauchzehe
2 EL Olivenöl

Nudeln in reichlich kochendem Salzwasser bissfest garen. Abgießen und abtropfen lassen. Avocado halbieren, den Stein herauslösen, das Fruchtfleisch aus der Schale löffeln, mit Zitronensaft beträufeln und mit einer Gabel zerdrücken. Mit Salz, Pfeffer und einigen Spritzern Tabasco würzen, dann den Schnittlauch untermischen.

Paprika waschen, entkernen, die weißen Innenhäute entfernen und das Fruchtfleisch in kleine Würfel schneiden. Zwiebel und Knoblauch schälen und fein würfeln. Beides mit Paprika in Öl bei mittlerer Hitze ca. 3–4 Minuten anbraten. Die Nudeln zugeben und erhitzen. Mit Salz und Pfeffer würzen und die Avocadocreme darüber geben.

Dienstag

Gemüselasagne

···❯ 4 Portionen

300 g grüne Bohnen

400 g Lauch

2 gelbe Paprika

600 g Fleischtomaten

1 EL Olivenöl

3 TL getrocknete italienische Kräutermischung

2 Knoblauchzehen

Jodsalz, schwarzer Pfeffer aus der Mühle

1 ½ EL Butter

60 g Weizenmehl Type 1050

750 ml Milch (1,5 %)

50 g geriebener Parmesan

12 Lasagneblätter

Bohnen, Lauch und Paprika waschen, trockentupfen und alles in sehr kleine Stücke schneiden. Die Tomaten waschen, trockentupfen, den Stielansatz entfernen, entkernen und Fruchtfleisch würfeln.

Öl in einer Pfanne erhitzen und den Lauch ca. 5 Minuten darin andünsten, dann das übrige Gemüse und die Gewürzmischung hinzugeben. Die Knoblauchzehen hinzupressen und alles bei sanfter Hitze ca. 10 Minuten garen. Mit Salz und Pfeffer abschmecken. Den Backofen auf 200 °C vorheizen.

Butter in einer Pfanne zerlassen, das Mehl unter Rühren darin anschwitzen und nach und nach die Milch einrühren. Ca. 5 Minuten unter Rühren köcheln lassen, bis die Sauce cremig ist. Dann den Parmesan unterrühren.
   Eine passende Auflaufform dünn einfetten, etwas Käsesauce auf dem Boden verteilen. 3 Lasagneblätter darauf verteilen. Darauf etwas Gemüsemischung geben, auf dieser etwas Käsesauce vorsichtig verstreichen, darauf erneut Lasagneblätter verteilen. Den Vorgang so lange wiederholen, bis alle Zutaten aufgebraucht sind, zum Schluss die restliche Käsesauce auf den Nudeln verteilen. Im Backofen ca. 40 Minuten garen, dann servieren.

Mittwoch

Lachs und Schmorkartoffeln aus dem Backofen

···→ 4 Portionen

1 kg festkochende Kartoffeln
4 Lachskoteletts à ca. 200 g
grob gestoßener Pfeffer und Salz

Für die Gremolata:
2 Knoblauchzehen
1 Bund glatte Petersilie
1 kleine rote Chilischote
2 unbehandelte Zitronen
40 g gehackte Mandeln
3 EL Olivenöl
1 EL Sambal Oelek
Jodsalz

Die Kartoffeln gründlich waschen und ungeschält in kleine Würfel (mit etwa 1,5 cm Seitenlänge) schneiden. Die Würfel in kochendes Salzwasser geben und fünf Minuten vorgaren, dann abgießen und abtropfen lassen.

Für die Gremolata die Knoblauchzehen schälen und fein hacken. Die Petersilie waschen, trockenschütteln und die Blättchen fein hacken. Chilischote innen und außen waschen, dabei die Kerne entfernen und anschließend fein hacken. Zitronen waschen und Schale mit einem Zestenreißer abreißen.

Knoblauch, Petersilie, Chili, Zitronenschale und gehackte Mandeln locker vermischen. 2 EL Olivenöl und Sambal Oelek in einer großen Schüssel mischen. Salzen und in der Hälfte der Gremolata die Kartoffelwürfel schwenken.

Den Backofen auf 200 °C vorheizen. Die Zitronen in Scheiben schneiden. Den Lachs waschen, trockentupfen und in die eingeölte Fettpfanne des Backofens legen. Den Fisch mit Meersalz und Pfeffer würzen und jeweils zwei Zitronenscheiben darauf legen. Die Kartoffelwürfel darum verteilen. Alles im Backofen etwa 15 Minuten garen. Die restliche Gremolata dazu servieren.

Zitronen-Hähnchenbrust aus dem Ofen

···› 4 Portionen

6 TL Olivenöl

½ TL Paprikapulver

4 Hähnchenbrustfilets (à 120 g)

3 unbehandelte Zitronen

7 Thymianzweige

1 kg kleine Kartoffeln

250 ml Gemüsebrühe

Jodsalz, schwarzer Pfeffer aus der Mühle

2 rote Paprika

2 gelbe Paprika

400 g Fenchel

2 Knoblauchzehen

2 TL getrockneter Thymian

4 TL Öl mit dem Paprikapulver glatt verrühren. Hähnchenbrustfilets waschen, trockentupfen und mit dem Paprikaöl einreiben. 1 Zitrone auspressen, die anderen beiden waschen und in Scheiben schneiden. Die Hähnchenbrustfilets auf Zitronenscheiben in ein tiefes Backblech legen und mit Zitronenscheiben belegen. Thymian darüberstreuen.

Den Backofen auf 180 °C vorheizen. Die Kartoffeln gründlich waschen und mit Schale in Spalten schneiden. Kartoffelspalten zum Fleisch geben, mit Brühe übergießen, salzen, pfeffern und alles in den Ofen geben.

Die Paprika innen und außen waschen, die weißen Innenhäute entfernen, anschließend in grobe Streifen schneiden. Fenchel waschen und in sehr dünne Scheiben schneiden. Knoblauch schälen und fein hacken. Nach 10 Minuten alles zum Fleisch und zu den Kartoffeln geben, mit Salz, Pfeffer und getrocknetem Thymian würzen und mit Zitronensaft und restlichem Öl beträufeln. Alles zusammen weitere 30 Minuten garen, dann servieren.

Freitag

Cannelloni mit Gemüse-Ziegenfrischkäse-Füllung

···▶ 4 Portionen

2 Zwiebeln

2 TL Pflanzenöl

800 g passierte Tomaten

2 Möhren

2 Stangen Staudensellerie

1 Aubergine

2 kleine Zucchini

2 Knoblauchzehen

1 rote Chilischote

Jodsalz, schwarzer Pfeffer aus der Mühle

1 Prise Zucker

1 TL getrockneter Oregano

1 TL getrockneter Thymian

60 g Ziegenfrischkäse
(45 % Fett in Trockenmasse)

30 g Frischkäse
(30 % Fett in Trockenmasse)

12 Cannelloni, trocken

30 g geriebener Parmesan

Die Zwiebeln schälen und würfeln, 1 TL Öl erhitzen und die Zwiebelwürfel darin andünsten. Die passierten Tomaten hinzugeben und alles bei kleiner Hitze köcheln lassen. Den Backofen auf 180 °C vorheizen.

Währenddessen die Aubergine und die Zucchini waschen und fein würfeln. Die Knoblauchzehen schälen, fein hacken, die Chilischoten innen und außen waschen, die Kerne dabei entfernen und ebenfalls fein hacken. Alles im restlichen erhitzten Öl anbraten. Mit Salz, Pfeffer, Zucker und der Hälfte der Kräuter abschmecken, den Ziegenfrischkäse und den Frischkäse unter das Gemüse rühren. Etwas abkühlen lassen.

Die Cannelloni mit der Gemüsemischung füllen und in eine Auflaufform legen. Tomatensauce mit Salz, Pfeffer und restlichen Kräutern abschmecken. Die Mischung auf den Cannelloni verteilen, mit Parmesan bestreuen und alles im Ofen ca. 30 Minuten überbacken.

Mildes Wok-Gemüse mit Putenbrust und Kokos

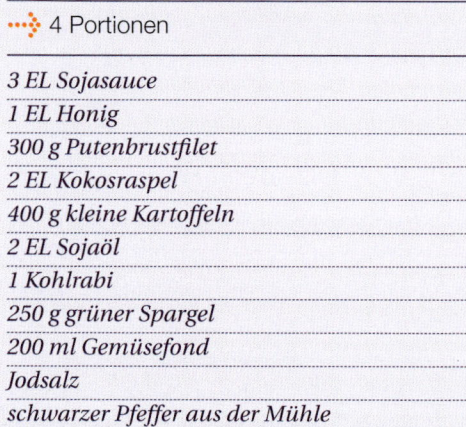 **4 Portionen**

3 EL Sojasauce
1 EL Honig
300 g Putenbrustfilet
2 EL Kokosraspel
400 g kleine Kartoffeln
2 EL Sojaöl
1 Kohlrabi
250 g grüner Spargel
200 ml Gemüsefond
Jodsalz
schwarzer Pfeffer aus der Mühle

1 EL Sojasauce mit dem Honig verrühren. Das Fleisch waschen, trockentupfen, eventuell vorhandenes Fett oder Sehnen entfernen. Fleisch in feine Streifen schneiden und in der Honig-Soja-Mischung 1 Stunde marinieren. (Das Fleisch kann auch schon morgens mariniert werden und ist dann in der Mittagspause fertig.)

Kokosraspel ohne Fett goldgelb rösten, dann beiseite stellen. Die Kartoffeln gründlich waschen, trockentupfen und mit der Schale vierteln. 1 EL Sojaöl im Wok erhitzen und die Kartoffeln unter häufigem Wenden 10 Minuten braten. Währenddessen Kohlrabi und Spargel waschen. Den Kohlrabi schälen und in Stifte, den Spargel nur im unteren Drittel schälen und in 2 cm dicke Stücke schneiden.

Restliches Öl in einer zweiten Pfanne erhitzen, die Putenbruststreifen darin anbraten, dann herausnehmen und beiseite stellen. Nun das Gemüse zu den Kartoffeln geben, alles kurz mit anbraten, dann mit Gemüsefond ablöschen und ca. 5 Minuten garen.

Alles mit Salz, Pfeffer, Honig und Sojasauce kräftig abschmecken, kurz vor dem Servieren das Fleisch hinzugeben, alles erhitzen und mit Kokosraspeln bestreut servieren.

Sonntag

Pilzpfanne mit Salbei und Wildreis

···⋗ 4 Portionen

200 g Wildreismischung

10 Lauchzwiebeln

600 g Champignons

4 kleine Zucchini

400 g Naturjoghurt (1,5 %)

8 TL Meerrettich (Glas)

4 TL Ahornsirup

*Saft und Schale von
2 unbehandelten Zitronen*

Salz, Pfeffer

10 Salbeiblättchen

8 TL Öl

Die Wildreismischung in einem Sieb abspülen. Mit 1 l Wasser aufkochen und ca. 50 Minuten bei kleiner Hitze garen. Die Lauchzwiebeln waschen, trockentupfen und das Weiße und Grüne getrennt fein hacken. Pilze putzen, feucht abreiben, Zucchini waschen, trockentupfen und mit den Pilzen in Scheiben schneiden.

Joghurt, Meerrettich, grüne Lauchzwiebeln und Ahornsirup miteinander verrühren. Mit abgeriebener Zitronenschale und Zitronensaft, Salz und Pfeffer abschmecken.

Pilze, restliche Lauchzwiebeln, Zucchini und klein geschnittene Salbeiblättchen in Öl in einer großen Pfanne bei großer Hitze unter Rühren andünsten. Eventuell 2 EL Wasser oder Brühe zugeben. 2–3 Minuten bei kleiner Hitze zugedeckt garen. Das Pilzragout salzen, pfeffern und mit Wildreis und Joghurt anrichten.

Abendessen

Schafskäse-Tomaten-Gratin

⠂⠂⠂⟩ 4 Personen

ca. 300 g Schafskäse
8 Eiertomaten
4 Zweige frischer Oregano
6 Zweige frischer Thymian
2 Schalotten
2 Knoblauchzehen
50 ml Olivenöl
Saft einer ½ Limette
Salz, schwarzer Pfeffer aus der Mühle
Öl für die Form

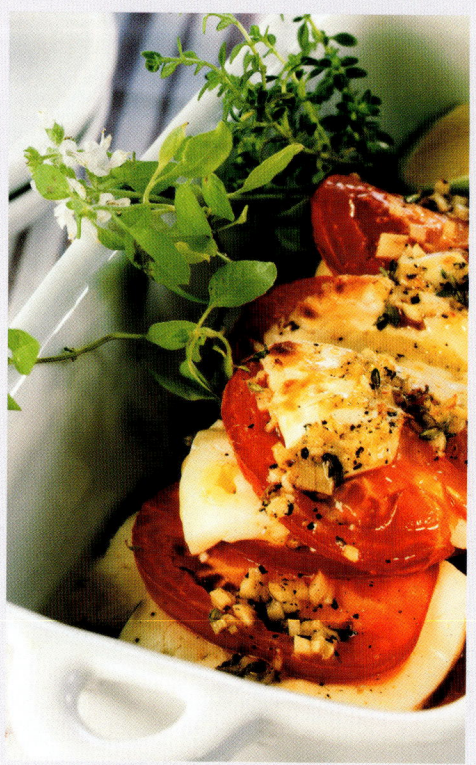

Tomaten waschen, halbieren, Stielansätze entfernen und in Scheiben schneiden. Schafskäse ebenfalls in dünne Scheiben schneiden.

Für die Marinade die Kräuter vorsichtig waschen, trockenschütteln, die Blättchen abzupfen und klein hacken. Schalotten und Knoblauchzehen klein hacken. Öl, Limettensaft, Kräuter, Schalottenwürfel und Knoblauch verrühren und mit Salz und Pfeffer kräftig würzen.

Eine Gratinform mit Öl einpinseln, die Käse- und Tomatenscheiben fächerartig einschichten und mit der Kräutermarinade beträufeln.

Gratin im vorgeheizten Backofen bei 200 °C etwa 15 Minuten überbacken.

Dienstag

Hirschsteaks mit Ofengemüse

···≯ 4 Portionen

4 Hirschsteaks aus der Keule

4 EL Olivenöl

2 EL frisch gehackte Kräuter der Provence
(ersatzweise 2 TL getrocknete)

½ TL grob gemahlener schwarzer Pfeffer

1 grüne Paprika

1 rote Paprika

1 gelbe Paprika

4 Tomaten

4 kleine Zucchini (je ca. 10 cm lang)

1 große Zwiebel

1 Aubergine

12 große Champignons

Saft von 1 Zitrone

Jodsalz

Die Hirschsteaks waschen, trockentupfen. 2 EL Olivenöl mit den Kräutern und dem Pfeffer in einem Gefrierbeutel vermischen, das Fleisch in den Gefrierbeutel geben und die Öl-Kräuter-Mischung leicht einmassieren. Danach für ca. 1 Stunde kühl stellen.

Die Paprika innen und außen waschen und trockentupfen, die weißen Innenhäute entfernen. Die Tomaten waschen, den Stielansatz entfernen, die Früchte waagerecht halbieren und die Kerne entfernen. Die Zucchini waschen und der Länge nach halbieren. Die Zwiebel schälen und in Scheiben schneiden, die Aubergine waschen und längs ebenfalls in Scheiben schneiden. Die Champignons putzen. Das Gemüse mit dem restlichen Olivenöl bepinseln.

Das Gemüse auf ein Backblech legen und in der unteren Schiene im Backofen vorgaren. Die Steaks in der Pfanne von jeder Seite 1–2 Minuten bei starker Hitze anbraten, dann auf den Rost legen und in den Backofen auf die obere Schiene schieben und weitere 2 Minuten auf jeder Seite grillen. Danach die Steaks aus dem Ofen nehmen, in Alufolie packen und 5 Minuten ruhen lassen.

Währenddessen das Gemüse fertig grillen, mit Zitronensaft beträufeln und mit Salz würzen. Zusammen mit den Steaks servieren.

Fisch-Lauch-Schnecken

···⋗ 4 Portionen

2 Lauchstangen
Jodsalz
6 Paprika (rot, gelb, grün und orange)
70 g Kapern
3 TL Sardellenpaste
1 Bund Basilikum
3 EL Tomatenketchup
frisch gemahlener Pfeffer
4 Seelachsfilets à 180 g
(ersatzweise Kabeljau oder Lengfisch)
1 EL Olivenöl
600 ml Fischfond oder Gemüsebrühe

Den Lauch waschen, längs halbieren und von jeder Stange jeweils 15 cm lange Streifen schneiden. Den restlichen Lauch fein würfeln. Lauchstreifen in siedendem Salzwasser 30 Sekunden blanchieren, kalt abspülen und auf Küchenkrepp trocknen lassen.

Die Paprika innen und außen waschen, die weißen Innenhäute entfernen. Zwei Paprika in kleine Würfel, die restlichen in große Stücke schneiden. Die Kapern grob hacken, mit der Sardellenpaste, fein gehacktem Basilikum und einem Esslöffel Ketchup verrühren und mit Pfeffer abschmecken.

Fischfilets waschen, trockentupfen, eventuell vorhandene Gräten entfernen und anschließend längs halbieren. Mit Kapernpaste bestreichen, mit den Lauchstreifen belegen und aufrollen. Restliche kleine Paprika- und Lauchwürfel in Öl in einem großen Topf andünsten. Fischfond und restlichen Ketchup zugeben und 5 Minuten zugedeckt köcheln lassen. Die restlichen großen Paprikastücke zugeben und im offenen Topf 3 Minuten sprudelnd kochen. Den Sud mit Jodsalz und Pfeffer abschmecken.

Fischschnecken auf das Gemüse setzen, zugedeckt bei kleiner Hitze 10 Minuten gar ziehen lassen.

Thunfisch-Steaks mit Orangen-Fenchel-Gemüse

···❯ 4 Portionen

2 Knoblauchzehen

Schale und Saft von
1 unbehandelten Zitrone

1 TL getrockneter Rosmarin

Salz

schwarzer Pfeffer aus der Mühle

4 Thunfischsteaks (à 100 g)

4 rote Zwiebeln

4 Fenchelknollen

4 Orangen

2 Bund Petersilie

2 EL Olivenöl

150 ml Gemüsebrühe

½ TL Zucker

4 EL weißer Aceto Balsamico

Den Knoblauch schälen, fein hacken und mit Zitronensaft, Zitronenschale, Rosmarin, Salz und etwas Pfeffer verrühren. Die Thunfischsteaks waschen, trockentupfen. In Gefrierbeuteln die Marinade vorsichtig in die Thunfischsteaks einmassieren, dann die Steaks im Kühlschrank für 30 Minuten marinieren lassen.

Währenddessen die Zwiebeln schälen und in feine Ringe schneiden, Fenchel waschen und in dünne Scheiben schneiden. Fenchelgrün hacken und beiseite legen. Die Orangen filetieren, den austretenden Saft dabei auffangen. Petersilie waschen, trockenschütteln und die Blättchen fein hacken.

1 EL Öl in einer Pfanne erhitzen, Zwiebeln und Fenchel bei mittlerer Hitze ca. 10 Minuten dünsten. Dann die Brühe und den Orangensaft dazugießen, den Zucker unterrühren und alles aufkochen lassen. Petersilie und Orangenfilets unterheben und alles mit Salz, Pfeffer und Essig würzen.

In einer zweiten Pfanne das restliche Öl erhitzen und die Thunfischsteaks ca. 3 Minuten von beiden Seiten anbraten, sodass sie innen noch schön rosa sind. Mit dem Gemüse auf Teller verteilen und mit Fenchelgrün bestreut servieren.

Gefüllte Frischkäse-Pilze

 4 Portionen

20 große Champignons

300 g TK-Blattspinat

1 große Zwiebel und 3 Knoblauchzehen

10 Cocktailtomaten

3 TL Olivenöl

Jodsalz, schwarzer Pfeffer aus der Mühle

120 ml Gemüsebrühe

100 g Frischkäse
(30 % Fett in Trockenmasse)

4 EL Mascarpone light

2 EL weißer Aceto Balsamico

Die Pilze putzen, feucht abreiben und die Stiele herausdrehen. Die Stiele fein hacken. Den Spinat auftauen und klein hacken. Zwiebel und Knoblauchzehen schälen und fein hacken. Die Tomaten waschen, trockentupfen und vierteln. Öl in einer Pfanne erhitzen und die Zwiebel darin andünsten. Nach ca. 5 Minuten Knoblauch, Spinat, Champignonstiele und Tomaten dazugeben. Alles ca. 5 Minuten weiterdünsten, dann mit Salz und Pfeffer würzen. Den Ofen auf 180 °C vorheizen.

Die Brühe in eine Auflaufform gießen, die Champignons mit der Gemüsemischung füllen und in die Form setzen. Frischkäse mit Mascarpone und Essig verrühren, mit Salz und Pfeffer würzen und die Creme auf den Pilzen verteilen. In den Ofen schieben und ca. 15 Minuten überbacken.

Pesto-Hähnchen in Folie

 4 Portionen

600 g mediterrane Gemüsemischung
(z. B. Zucchini, Paprika, Auberginen)

Schale und Saft von
2 unbehandelten Limetten

4 Knoblauchzehen

4 TL flüssiger Honig

4 TL Oregano

4 EL Pesto

600 g Hähnchenbrustfilet

15 Cocktailtomaten

480 g weiße Bohnen (Dose)

Salz, schwarzer Pfeffer aus der Mühle

Backofen auf 200 °C vorheizen. Das Gemüse waschen, trockentupfen und in Stücke schneiden. Pro Portion 2 Lagen Alufolie (30 x 30 cm) aufeinanderlegen. Abgeriebene Limettenschale, Limettensaft, zerdrückten Knoblauch, Honig, Oregano und Pesto verrühren. Fleisch in Würfel schneiden, mit der Marinade vermischen. Die Tomaten waschen und trockentupfen.

Das Fleisch mit der Marinade, dem Gemüse und den Bohnen mischen, alles auf die Folien verteilen. Salzen und pfeffern und je 2 EL heißes Wasser darüberträufeln.

Gargut in der Folie einpacken und die Päckchen auf dem Backblech im Backofen ca. 25–30 Minuten garen.

Thai-Lachs mit Gemüse

····❯ 4 Portionen

ca. 2 cm frischer Ingwer
2 Knoblauchzehen
1 Schalotte
1 rote Chilischote
1 große Fenchelknolle
½ Chinakohl
600 g Wildlachsfilet
2 Zitronengrasstängel
2 EL Sojaöl
1 EL Sojasauce
200 ml Kokosmilch
200 ml Fischfond
1 TL Speisestärke
Jodsalz, schwarzer Pfeffer aus der Mühle

Ingwer, Knoblauch und Schalotte fein hacken. Die Chilischote aufschneiden, außen und innen waschen, dabei die Kerne und den Stielansatz entfernen, dann in feine Streifen schneiden. Fenchel waschen, trockentupfen und in feine Streifen schneiden, Chinakohl waschen und ebenfalls in Streifen schneiden. Lachsfilet waschen und trocken tupfen. Zitronengras waschen, nur den weißen Teil fein hacken, den Rest entfernen.

Sojaöl im Wok oder in einer beschichteten Pfanne erhitzen und darin den Ingwer und die Schalotte andünsten. Nach 4 Minuten Chili und Knoblauch hinzugeben, dann das Zitronengras mit dem Gemüse dazugeben. Den Fisch mit Sojasauce und Pfeffer würzen und nach 10 Minuten auf das Gemüse legen. Zugedeckt bei schwacher Hitze 10 Minuten garen lassen. Dann den Fisch herausheben und warm stellen.

Gemüse mit Kokosmilch und Fischfond ablöschen, aufkochen lassen, die Stärke in etwas kaltem Wasser glatt rühren und zum Gemüse geben. Aufkochen lassen, mit Salz abschmecken und zusammen mit dem Fisch servieren.

Originalausgabe:
© 2009 vgs
verlegt durch EGMONT
Verlagsgesellschaften mbH,
Gertrudenstraße 30–36, 50667 Köln
Alle Rechte vorbehalten

1. Auflage
Redaktion: Valerie Kurth
Lektorat: Markus Reckewitz, Bonn
Produktion: Susanne Beeh
Umschlaggestaltung: Zero
Werbeagentur, München
Covergrafik: © FinePic, München
Coverfoto: © Cornelius Gollhardt
Umschlagfotos hinten: © mauritius images
Layout und Satz: Christa Marek, Köln
Druck: Westermann Druck GmbH, Zwickau
ISBN 978-3-8025-3667-0
www.vgs.de